日本精神神経学会
精神科薬物療法研修特別委員会 編

精神科薬物療法
Psychopharmacotherapy:

グッドプラクティス
Good Clinical Practice

－ワンランク上の処方をめざして－

株式会社 新興医学出版社

日本精神神経学会 精神科薬物療法研修特別委員会

神庭　重信（委員長）
　　　　　九州大学大学院医学研究院精神病態医学・教授

石郷岡　純　東京女子医科大学医学部精神医学講座・教授

稲田　健　　東京女子医科大学医学部精神医学講座・講師

岩田　仲生　藤田保健衛生大学医学部精神神経科学講座・教授

内山　真　　日本大学医学部精神医学系・主任教授

菊地　俊暁　杏林大学医学部精神神経科学教室・講師

鈴木　正泰　日本大学医学部精神医学系・助教

武田　雅俊　藍野大学　学長
　　　　　大阪大学大学院医学系研究科精神医学教室・名誉教授

細田　眞司　こころの診療所　細田クリニック・院長

松田ひろし　柏崎厚生病院・院長

三浦　智史　九州大学病院精神科神経科・助教，診療講師

三野　進　　みのクリニック・院長

渡邊衡一郎　杏林大学医学部精神神経科学教室・教授

和田　清　　埼玉県立精神医療センター依存症治療研究部・部長

執筆者一覧

● 編集
日本精神神経学会 精神科薬物療法研修特別委員会

● 執筆（執筆順）

和田　　清	埼玉県立精神医療センター依存症治療研究部・部長	
渡邊衡一郎	杏林大学医学部精神神経科学教室・教授	
菊地　俊暁	杏林大学医学部精神神経科学教室・講師	
鈴木　映二	国際医療福祉大学熱海病院心療・精神科・教授	
石郷岡　純	東京女子医科大学医学部精神医学講座・教授	
稲田　　健	東京女子医科大学医学部精神医学講座・講師	
栗山　健一	滋賀医科大学精神医学講座・准教授	
渡辺　範雄	国立精神・神経医療研究センタートランスレーショナル・メディカルセンター情報管理・透析部・臨床研究計画・解析室長	
鈴木　正泰	日本大学医学部精神医学系・助教	
内山　　真	日本大学医学部精神医学系・主任教授	
仁王進太郎	東京都済生会中央病院精神科（心療科）・医長	
杉山　暢宏	信州大学医学部精神医学講座・講師	
加藤　正樹	関西医科大学精神神経学教室・講師	
岩田　仲生	藤田保健衛生大学医学部精神神経科学講座・教授	

利益相反(執筆順)

和田　清　　本書に関連して開示すべき利益相反はない.

渡邊衡一郎
- 講演料等:大塚製薬,グラクソ・スミスクライン,大日本住友製薬,田辺三菱製薬,日本イーライリリー,ヤンセンファーマ
- 原稿料等:グラクソ・スミスクライン,大日本住友製薬
- 奨学寄付金等:田辺三菱製薬

菊地　俊暁　　本書に関連して開示すべき利益相反はない.

鈴木　映二　　本書に関連して開示すべき利益相反はない.

石郷岡　純
- 会議謝金,講演料,原稿料等:グラクソ・スミスクライン,大日本住友製薬,ヤンセンファーマ,日本イーライリリー,中外製薬,アステラス製薬,田辺三菱製薬,MSD,サノフィ,武田薬品工業,塩野義製薬,大塚製薬,ノバルティスファーマ
- 研究費,奨学寄附金等:アステラス製薬

稲田　健　　本書に関連して開示すべき利益相反はない.

栗山　健一　　本書に関連して開示すべき利益相反はない.

渡辺　範雄　　本書に関連して開示すべき利益相反はない.

鈴木　正泰　　本書に関連して開示すべき利益相反はない.

内山　真
- 会議謝金,講演料,原稿料等:アステラス製薬,エーザイ,花王,Meijiseikaファルマ,MSD,大塚製薬,ファイザー,武田薬品工業

仁王進太郎　　本書に関連して開示すべき利益相反はない.

杉山　暢宏　　本書に関連して開示すべき利益相反はない.

加藤　正樹　　本書に関連して開示すべき利益相反はない.

岩田　仲生
- 会議謝金,講演料,原稿料等:大塚製薬,ヤンセンファーマ,グラクソスミスクライン,塩野義製薬,日本イーライリリー,田辺三菱製薬,メビックス
- 研究費,奨学寄附金等:大塚製薬,大日本住友製薬,グラクソスミスクライン,第一三共,日本イーライリリー

まえがき

　多剤併用処方の問題が指摘されて久しい．我が国では，従来抗精神病薬の併用数とベンゾジアゼピン系薬剤の処方量が多かったところへ，処方しやすいSSRIやSNRIが登場すると，抗うつ薬の多剤併用も目立つようになった．

　大半の医師たちは，向精神薬の併用薬剤数をできる限り減らしたいと考え工夫を凝らしてきたと思う．そこへ，多剤を併用処方すると一律に診療報酬が減算されることが決められた（2014年）．ただし，精神科専門医で薬物療法についての研修を受けた医師は（抗うつ薬と抗精神病薬に限り）除外されることになった．この決定をきっかけとして，日本精神神経学会は多剤併用を避けるために必要な情報を提供すべく研修の機会を設けた．本書は，講義を担当した講師陣が研修時の資料を基にして制作したものである．向精神薬の多剤併用を作らないための非薬物療法上の工夫，多剤併用のリスク，多剤併用の状態から安全に減薬するための方法などに絞って精神疾患の治療を解説した，他に類を見ない精神薬理学のテキストである．

　総論の第一章では，睡眠薬や抗不安薬などの過剰投与につながりやすい薬物依存の知識が紹介されている．重度の薬物依存の患者を診察する機会は多くはないかもしれないが，この章は，薬物の乱用，依存，中毒などが誰にでも起こりうる現象であり，それらの概念，知識を整理しておくことが重要であることを伝えてくれる．総論は続いて薬物相互作用の解説へと移る．多剤併用時には，薬物間に予想外の相互作用が生まれ，投与量と作用部位の濃度との間に思わぬ乖離が生じる可能性がある．投薬の際には，患者の体内で起こり得る相互作用を推測して処方箋を書く習慣を

身につけておくのがよいと思う．

　各論では，抗不安薬，睡眠薬，抗うつ薬，抗精神病薬のそれぞれについて，多剤併用になりやすい状況とそれへの対応，多剤併用のリスクとベネフィット，多剤併用処方の安全な減薬法などについて具体的な解説が加えられている．薬物療法には陥りやすい罠がある．それは，処方した薬物に期待される効果が認められないとき，診断と治療法を改めて見直すべきであるのに，直ちに薬物の種類や量の問題であると捉えてしまう罠である．そもそも，その期待自体が正しいのか，はたしてどこまで達成できるものなのか，薬物療法以外に対応する方法はないのか，と思考を巡らすことが求められる．

　多剤併用についてのまとまった知識と接する機会は意外と少ないのではなかろうか．しかしその重要性は，本書を手にしてもらえば一目瞭然である．いずれの章も，わかりやすく簡潔にまとめられた内容が，読みやすい意匠をもって記述されている．全章を読みこなすのにそれほど時間はかからない．読者諸賢が多剤併用に精通しワンランク上の薬物療法を身につけていただければ幸甚である．

2015年5月

日本精神神経学会精神科薬物療法研修特別委員会　委員長
神庭重信

序文

　平成26年度診療報酬改定作業において，向精神薬の多剤併用処方をもって，「通院・在宅精神療法」の減算措置をとる方向が打ち出されようとしていた．これに対して，日本精神神経学会は，「通院・在宅精神療法」は，一定の治療計画のもとに危機介入，対人関係の改善，社会適応能力の向上を図るための指示，助言等の働きかけを継続的に行う治療方法として診療報酬が認められているものであり，このような薬物療法とは独立した治療法である精神療法に対して向精神薬の処方内容をもって減算することは極めて不合理であり，精神科治療の根本を混乱させるものと主張し，向精神薬の過度な多剤併用処方に対して通院・在宅精神療法を減算することに反対した．同時に当学会では，精神科薬物療法について不適切な多剤併用療法が行われている現状を是正するために，学術総会や研修会等において精神科薬物療法の講習会を開催するとともに，有効かつ安全な薬物療法の確立のための調査を行うとの意見を表明した（平成26年1月6日付当学会声明）．

　このような活動の結果，平成26年度診療報酬においては，過度な多剤併用療法に対する通院・在宅精神療法からの減算は回避され，処方料・処方せん料・薬剤料から減算することとなった．同時に，学会は向精神薬の不適切な多剤併用療法の是正に向けての責任を負うこととなった．そして，当学会専門医に対してはeラーニングにて，eラーニング受講が難しい医師に対しては実地講習会への参加にて精神科薬物療法研修の機会を提供することにより，過度な多剤併用療法を是正する活動を行った．そして，多剤併用処方に関する調査を行うことも取り決めた．

序 文

　日本精神神経学会では，神庭重信副理事長を委員長とする精神科薬物療法研修特別委員会が立ち上げられ，我が国の精神科薬物療法の第一人者により精神科薬物療法に関する研修講座のコンテンツを検討していただき，平成26年8月までの間に精神科薬物療法に関するeラーニングと講習会を開催した．臨床において精神科薬物療法にかかわる多くの専門家に研修と研鑽の機会を提供することができたのではないかと思っている．

　この度，eラーニングおよび講習会の内容をまとめた書物を刊行する運びとなった．本書の目的は，向精神薬の過度な多剤併用処方の是正であることは言うまでもない．精神科薬物療法に関するeラーニングあるいは研修会において専門家に対して提供されたコンテンツを担当した講師陣により，それぞれの項目について新たに書き下ろしていただいた．専門家だけでなく，広く非専門家においても適切な精神科薬物療法についての知識を持っていただき，より良い処方を目指していただきたい．本書が向精神薬を処方する際の手引きとして活用されることを願っている．

2015年5月

日本精神神経学会　理事長
武田雅俊

目次

まえがき ……………………………………………………… vi
序文 …………………………………………………………… viii

総論；精神科治療における薬物療法

I 薬物依存について　　　■■■(和田　清)
1　精神科治療の基本的考え方 ………………………… 3
2　薬物依存とは ………………………………………… 4
まとめ …………………………………………………… 19

II 薬物相互作用
■■■(渡邊衡一郎・菊地俊暁・鈴木映二)
薬物相互作用のメカニズム …………………………… 24
まとめ …………………………………………………… 32

各論；薬物の特徴と使用上の注意点

III 抗不安薬　　　■■■(石郷岡純・稲田　健)
1　不安障害の治療 ……………………………………… 37
2　BZ系抗不安薬併用の問題点 ……………………… 39
3　BZ系抗不安薬により生じやすい副作用 ………… 41
4　BZ系抗不安薬の適切な使用方法と注意点 ……… 43
5　BZ系抗不安薬多剤併用からの減剤・減量方法 … 48
まとめ …………………………………………………… 51

IV 睡眠薬
■■■(栗山健一・渡辺範雄・鈴木正康・内山　真)
1　不眠症の治療 ………………………………………… 57
2　睡眠薬の薬物相互作用 ……………………………… 67

3　睡眠薬の多剤併用により生じやすい副作用 ………… 69
  4　睡眠薬の適切な使用方法と注意点 ………………… 70
  5　睡眠薬多剤併用からの減剤・減量方法 …………… 72
  まとめ ………………………………………………………… 74

Ⅴ　抗うつ薬　■■■（菊地俊暁・仁王進太郎・杉山暢宏・渡邊衡一郎・鈴木映二・加藤正樹）

  1　うつ病の薬物療法の実際 …………………………… 78
  2　抗うつ薬の薬物相互作用 …………………………… 85
  3　抗うつ薬の多剤併用により生じやすい副作用 …… 88
  4　抗うつ薬の適切な使用方法と注意点 ……………… 91
  5　抗うつ薬多剤併用からの減剤・減量方法 ………… 94
  まとめ ………………………………………………………… 96

Ⅵ　抗精神病薬　■■■（岩田仲生）

  1　統合失調症の薬物療法の実際 ……………………… 102
  2　抗精神病薬の薬物相互作用 ………………………… 106
  3　抗精神病薬の多剤併用により生じやすい副作用
   …………………………………………………………… 109
  4　抗精神病薬の適切な使用方法と注意点 …………… 113
  5　抗精神病薬多剤併用からの減剤・減量方法 ……… 118
  まとめ ………………………………………………………… 123

索引 ……………………………………………………………… 125

※日本精神神経学会ホームページより会員限定で
　精神科薬物療法研修会eラーニングが受講できます（有料）．
　本書とあわせて適切な薬物療法の学習にお役立てください．
　（アクセス方法：日本精神神経学会HP・トップページ→
　専門医制度→精神科薬物研修→eラーニングのご案内）

総論
精神科治療における薬物療法

I 薬物依存について

　総論Ⅰでは,「精神科治療の基本的考え方」を確認するとともに,治療薬とはいえ,薬物がもち得る「依存性」について解説したい.

　薬物の「依存」や「乱用」というと,つい「法でその使用が禁じられている薬物の話だ」と考えがちである.確かに,「依存性」の強い薬物は,法により,その使用自体が規制されることになるため,「依存性」の顕著なものは規制薬物に多い.しかし,そのことが,逆に,医薬品における「依存性」を軽視させてしまいがちである.精神科で使用する薬物には「依存性」を有する薬物は決して少なくない.

　また,「乱用」,「依存」,「中毒」という言葉は,日常生活の中で普通に使われる言葉であるが,医学用語として使う際には,日常用語としての意味合いとは異なる意味合いで使われることを確認しておく必要がある.医学用語としての「依存」には「頼る」という意味合いは一切ない.また,日常生活の中では,「依存」と「中毒」とが同じ意味で使われている節があるが,医学用語としての「依存」と「中毒」は,異なる病態を意味している.

　さらに,ある行為に夢中になっている人のことを「あの人は何々中毒だ」と日常的には,言ったりもするが,このような意味での「中毒」は,「嗜癖」と言うべきである.

　「依存」を理解するには,「乱用」,「依存」,「中毒」という3つの概念をその関係性の中で理解することが重要である.

　そこで,本解説では,実体験として理解しやすいように,

表1 精神科治療の基本的考え方

- 精神疾患には「難治性」,「治療抵抗性」のものが多い
  ▶「治癒」,「寛解」にまで至らないケースもある
- 精神療法, 薬物療法, 心理社会的療法の組み合せが基本である
  ① いわゆる内因性疾患の治療：薬物療法を優先, 精神療法, 心理社会的療法はそれをサポートする
  ② いわゆる心因性疾患の治療：精神療法, 心理社会的療法を優先, 薬物療法はそれをサポートする
  ▶ ①の場合は抗うつ薬・抗精神病薬に, ②の場合は抗不安薬, 睡眠薬に必要以上に頼ることは, 多剤併用処方になりやすく,「薬物依存」「相互作用」を生じさせやすい
- 「見かけ上の治療抵抗性」もあり, 診断の見直しが必要なこともある

日常生活上なじみのあるアルコールやニコチンなどを例に引くと同時に, 強力な「依存性」のある覚せい剤などの規制薬物の場合も例に引きながら, 説明したい.

1 精神科治療の基本的考え方（表1）

まず確認すべきことは, 精神疾患には「難治性」,「治療抵抗性」のものが多く,「治癒」,「寛解」にまで至らないケースが少なくないということである. 現在の精神科治療は,「精神療法」,「薬物療法」,「心理社会的療法」の組み合わせの中で行われている.

いわゆる「内因性疾患」の治療では,「薬物療法」が優先され,「精神療法」,「心理社会的療法」はそれをサポートす

る役割にある．「薬物療法」が優先されるからといって，必要以上に「抗うつ薬」，「抗精神病薬」に頼ることは，多剤併用処方になりやすく，薬物間での「相互作用」を生じさせる原因になる．また，いわゆる「心因性疾患」の治療は，「精神療法」，「心理社会的療法」が優先され，「薬物療法」はそれをサポートする役割にある．「薬物療法」だけで対処しようとすると，「抗不安薬」，「睡眠薬」などの多剤併用処方，あるいは大量処方になりやすく，「薬物依存」や「相互作用」を生じさせる原因になってしまう．また，「眠れない」という訴えに対して，原因疾患に対する治療を行わずに，「睡眠薬」だけを処方し続けることは，「治療的」ではない．表面上の症状だけに目を奪われず，正しい診断に基づく治療を実施するとともに，時には「診断の見直し」が必要なこともある．いずれにしても，「薬物療法」だけに過度に頼り切ることは，多剤処方，大量処方になりやすい．医師は以上のことを念頭において，必要によってはそのことを患者およびその家族に説明することが大切である．

2 薬物依存とは

図1は，「乱用」，「依存」，「中毒」という依存性薬物使用による典型経過をたどる覚せい剤をモデルにした，「乱用」，「依存」，「慢性中毒」の関係を時系列的に示したものである．

(1) 薬物乱用とは

「乱用」とは，「ルール違反の行為」のことをいう．当然，法でその使用自体が禁じられている規制薬物の使用は，「乱用」である．

医薬品にも「乱用」がある．睡眠薬は眠るための薬だが，

I 薬物依存について

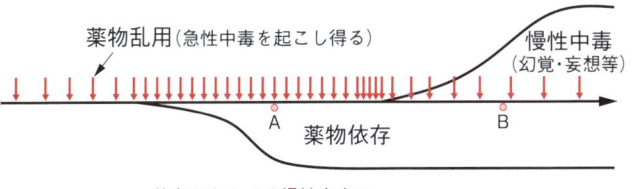

図1 薬物乱用・薬物依存・薬物中毒の時間的関係
(和田 清:薬物依存を理解する-「乱用-依存-中毒」という関係性の中で理解することの重要性-. 日本アルコール精神医学雑誌 14:39-47, 2008 より一部改変)

　それを寝ることなく,「睡眠薬遊び」のために使うことは,「目的の逸脱」であり,「乱用」である.メチルフェニデートのなかでもリタリンの適応症はナルコレプシーのみである.「うつ状態」に処方することは認められていないと同時に,使用することは「乱用」である.特に抗不安薬,睡眠薬,メチルフェニデート,バルビツール類にはこの「治療目的以外の使用」に対する注意が必要である.

　また,用量,頻度に関して,医師の指示に従わず,「早く治りたい」からとか,「効きが良くない」という自己判断で,指示を守らない使用法は,「治療のため」という目的は合っているが,「指示に対する逸脱」であり,やはり「乱用」である.ここでも抗不安薬,睡眠薬,メチルフェニデー

ト，バルビツール類には注意が必要である．

すなわち，「薬物乱用」とは，「薬物を社会的許容から逸脱した目的や方法で自己使用すること」と定義づけることができる．

よく，「何回使うと乱用ですか？」と聞かれるが，「乱用」は1回でも「乱用」である．

ところで，「薬物乱用」という概念は，DSM-Ⅳには存在したが，DSM-5やICD-10には存在しない．その理由の一つとして，飲酒という行為を考えてみたい．我が国では，成人の飲酒自体に対する法的制限はない．しかし，世界的に見た場合，イスラム教を信仰する国々では，成人の飲酒自体を法で禁止している国が少なくない．同じ「行為」を行っても，国によって法的扱いが異なる事実があるわけである．しかし，医学の世界では，国によって対応が異なっては困る．そこで，WHOでは，「乱用」という用語には，どうしても社会性が反映されてしまうため，その使用を止めることにした．変わって定義されたのが，身体的・精神的に明らかに害が出ているにも関わらず，その薬物の使用を止めない場合について，「有害な使用」という用語を使うこととした．要するに，「乱用」とは，医学的概念というよりは，社会との兼ね合いの中での概念であるということになる．

(2) 薬物依存とは（図2）

「乱用」を繰り返すと，「依存」という状態に陥る．「薬物依存」とは，簡単にいえば，「薬物乱用の繰り返しの結果，その薬物の使用に対する自己コントロールを失った状態」ということができる．

この「薬物依存」には，従来から「身体依存」と「精神

Ⅰ 薬物依存について

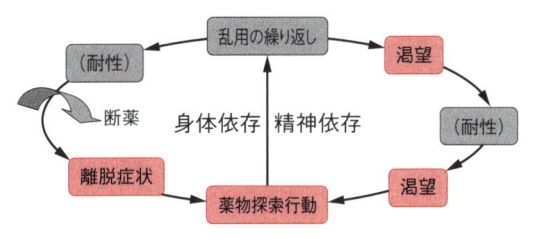

図2 「薬物依存」とは
(和田 清:第Ⅰ章 鍵概念としての乱用・依存・中毒. 依存性薬物と乱用・依存・中毒. 星和書店, 東京, pp.2-15, 2000 より一部改変)

依存」という2つの考え方がある.

まず,「身体依存」から説明したい. たとえば, アルコールを朝から飲み続け, 仕事もしない生活を長期間送ったとしよう. 飲酒により,「仕事もしない生活」になった場合, その飲酒は「乱用」と呼ばざるを得ない. この種の「乱用」を繰り返していると,「耐性」が形成され, 酔うためには飲酒量を増やす必要が出てくる. 結果的に, 体内には「いつもアルコールが入っている状態」になる. しかし, そのような人が, 身体疾患で入院したりして, 飲酒ができなくなった場合, 体内からアルコールが徐々に抜けていき,「離脱症状」が出現することになる.「手指の振戦」がその典型像である. 当の本人は, その苦しさから逃れるために, 何

としてでもアルコールを手に入れようという「薬物探索行動」を起こすようになる．その結果，アルコールを入手して，飲酒することにより，「離脱症状」を回避することになる．このように，「身体依存」とは，断薬・減薬により，「離脱症状」が現れた場合に，証明される依存状態のことである．したがって，「離脱症状」は，「身体依存」の必須要素ということができる．この「身体依存」は，ベンゾジアゼピン受容体作動薬やバルビツール類を含めて，中枢神経抑制薬で認められやすい病態である．

一方，「精神依存」とは，薬効が切れてくると，またその薬物を使いたいという「渇望」が湧いてきて，この「渇望」をコントロールできずに，薬物を使ってしまう状態をいう．必ず，「薬物探索行動」が認められる．複数の医療機関を次々と，あるいは同時に受診することを「ドクターショッピング」というが，「ドクターショッピング」は「薬物探索行動」であることがほとんどである．ただし，ベンゾジアゼピン受容体作動薬やバルビツール類，メチルフェニデートなどに関しては，医師は，患者の「通院」自体がこの「薬物探索行動」である可能性はないか，といった点にも注意が必要である．喫煙者は，手持ちのタバコがなくなり「渇望」が湧いてくると，天候，時刻に関係なく，タバコの入手行動を起こす．暑く，かつ，疲れたときに，「生ビール」を飲み，ホッとした経験のある人のなかには，暑い夏の夕方，疲れてくると，「生ビール」という発想が自然に頭の中に湧いてくる方がいる．同じような環境下におかれると，脳に刻み込まれていたかつての体験が知らず知らずによみがえるのである．その時，「薬物探索行動」を起こさなければ，とくに「精神依存」とまではいう必要はない．しかし，何だかんだと理由をつけて，飲酒行為に及んでし

まう場合は「精神依存」ということになる．この「渇望」というものには，重要な特性がある．絶対に薬物が手に入らない環境や絶対に薬物を使えない環境におかれると，「渇望」は消えたかのように「しぼんでしまう」という特性がある．消えたのではない．過去の体験は記憶として残っている．本人自身，「渇望は消えた」と思っていても，薬物を使える環境，手に入る環境に戻った途端に，「消えた」と思っていた「渇望」が復活し，頭の中はそれでいっぱいになってしまう．長時間にわたる飛行機のフライト中には感じなかった喫煙への「渇望」が，着陸と同時に復活し，その人を真っ先に喫煙所へと駆り立てることになるわけである．この「渇望」に対して，「我慢すれば良い」と考えがちだが，この「精神依存」という状態は，「我慢」だけではすまない程度にまで発展することがわかっている．

　図3は，「精神依存」性をみるためのサルによる薬物自己投与実験を示している．サルの血管には，背中からカテーテルが入っており，サルがレバーを押すたびに，1回量の薬物がカテーテルを通じて，サルの血管に入る仕組みになっている．最初，サルが1回レバーを押すと，薬物が血管に入り，その薬物に「渇望」を起こす力があるならば，サルは盛んにレバーを押すようになる．その後は，1回量の薬物を手に入れるために必要なレバー押しの回数を比率累進的に上げていき，最終的に，1回量の薬物ほしさに，サルは何回までレバーを押すかを調べてみようという実験である．

　この実験の結果が，**表2**である．1回の薬物ほしさに数千回ないしはそれ以上，レバーを押し続けるのである．これが「精神依存」の存在とその程度を示唆している．コカインはアンフェタミン同様，中枢神経刺激薬である．サル

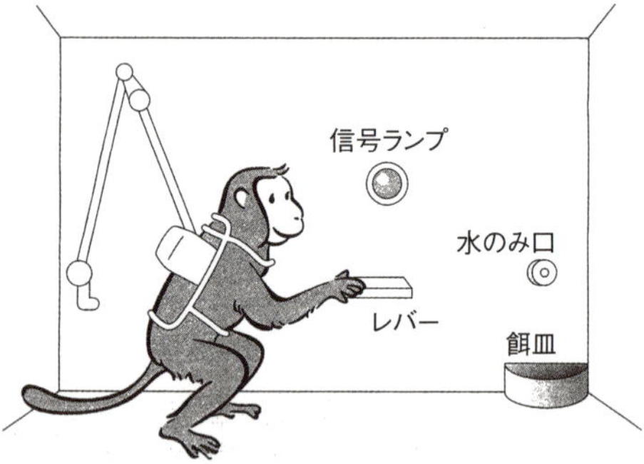

図3　サルの薬物自己投与実験
(廣中直行：Ⅰ．薬物依存．人はなぜハマるのか，岩波書店．東京，pp.9-21，2001)

でも人間でも，このコカインがある程度の量，体内に入ると，強直間代発作が誘発されることがある．figure 3の実験中も，そのようなことが起きることがあるそうである．さらに，コカインには心臓のポンプ作用を強化する作用がある．その結果，実験中に心臓への負荷が大きくなり，レバーを押しながら心不全で死亡するサルが出ることもあるという．これが「精神依存」である．

　人間の場合，覚せい剤依存症に陥った人の典型像が図4である．その人の1週間から10日間は，3つの時期に分けられる．最初の2～3日間は，「めちゃ打ちの時期」といわれ，覚せい剤があれば，ありったけ使い続ける時期である．しかし，使い切ると，「離脱症状」が出るわけではない．

I 薬物依存について

表2 比率累進法による精神依存性の強さ

薬　　物	回　数（回）
ニコチン	800～1,600
ジアゼパム	950～3,200
アルコール	1,600～6,400
モルヒネ	1,600～6,400
アンフェタミン	2,690～4,530
コカイン	6,400～12,800
モルヒネ（身体依存）	6,400～12,800

（柳田知司：1. 薬物依存-最近の傾向. A. 基礎的立場. 現代精神医学大系年刊版'89-B. 中山書店, 東京, pp.25-39, 1989 より一部改変）

「反跳現象」というリバウンドが起きる．2～3日間は，ぐったりして，とにかく「寝かせてくれ」という「つぶれの時期」になる．2～3日間寝続ける．その後，目覚めると，第一相，第二相でほとんど食べていないため，空腹感に襲われ，大量に食べることになる．気力が回復してくると，「渇望」までもが湧いてくる．その結果，「薬物探索行動」に出ることになる．このような三相のパターンを繰り返すことが，生活のパターンになってしまう．メチルフェニデートの場合にも，これに類似した生活パターンに陥ることがある．

　サルであれ，人間であれ，どうして，そこまで薬物を欲しがるのか？　依存性薬物はその薬物ごとに脳内での作用点は異なる．多くの薬物は薬物ごとの特異的受容体に作用

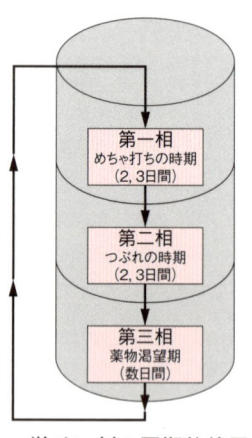

第一相 めちゃ打ちの時期 (2, 3日間) — 多幸感(気分の病的高揚), 不眠, 食欲減退

第二相 つぶれの時期 (2, 3日間) — 脱力, 倦怠, 無欲, 無為, 長時間の睡眠など

第三相 薬物渇望期 (数日間) — 食欲亢進, 薬物探索行動, 焦燥的・易怒的状態

図4 覚せい剤の周期的使用に見られる三相構造
(小沼杏坪:第8章 覚せい剤依存 Ⅱ．臨床の立場から 3．覚せい剤精神疾患の診断基準．目で見る精神医学シリーズ-5 薬物依存．世界保健通信社, 大阪, pp.102-107, 1993)

することによって，その効果を発揮するが，アルコールのように特異的受容体を持たずに，神経細胞の膜電位の変化が大きく関わっていると考えられている薬物もある．しかし，依存性薬物というからには，最終的に，共通して，中脳の腹側被蓋野から大脳皮質や特に側坐核に投射されているA10神経系の異常を来すことがわかってきた（図5）．側坐核でのドパミン系の可塑的変化が「薬物依存」の生物学的基盤として重要視されている．

ところで，このA10神経系は，別名「脳内報酬系」と呼ばれ，独特の喜びを中心とする快効果を生み出す神経系である．結局,「精神依存」とは,「脳内報酬系」の生物学的異常に基づく病態だと考えられている．ある患者は『「これ

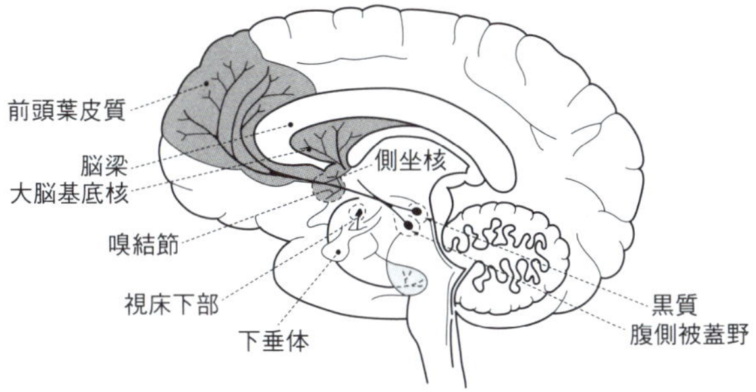

I 薬物依存について

図5 脳内報酬系の主座

ドーパミン作動経路が主座と考えられており,覚せい剤などの刺激薬では,腹側被蓋野のA10領域に起始して側坐核,嗅結節,尾状核一被蓋(大脳基底核)の腹側線条体部へ投射している系が重要視されている.
(和田 清:第Ⅰ章 鍵概念としての乱用・依存・中毒.依存性薬物と乱用・依存・中毒.星和書店,東京,pp.2-15,2000)

ではダメだ!」と思い,残っている覚せい剤を右手でごみ箱に捨てた途端,左手がごみ箱をあさっていた』と泣いていた.本人の意思と行動とが相反する状態にまで至ることがあるわけである.そもそも,「依存」とは「乱用」の繰り返しの結果生じる病態であるが(ただし,ベンゾジアゼピン受容体作動薬では,「乱用」とはいえない継続的「使用」により,後述する臨床用量依存と呼ばれる独特な病態が作り出されることがある),「精神依存」に陥ってしまうと,「依存」が「乱用」を引き起こすことになってしまうわけである.

　以上のように,「薬物依存」には,「身体依存」と「精神依存」という概念があるが,覚せい剤,コカイン,ニコチンなどの中枢神経刺激薬には「精神依存」はあるが,「身体

依存」はないとされている．DSMでは，これらの薬物にも「離脱」があるとされているが，これは「離脱」の定義の問題である．我が国では「離脱」とは解釈せず，覚せい剤の「反跳現象」のように，リバウンドであると考えてきた．結局，「薬物依存」の必須要素は「精神依存」であり，「薬物依存」とは「精神依存」のことであるということになる．よって，「身体依存」は，ないこともあるということになる．さらにいえば，「薬物依存」の必須要素は「渇望に対する自己コントロールの喪失」ということができる．しかも，「身体依存」であれ，「精神依存」であれ，「薬物探索行動」という形で認めることができるわけである．ただし，「耐性」形成は，「薬物依存」の必須要素ではない．コカインには「耐性」形成がないとされているからである（図2参照）．

ところで，ベンゾジアゼピン受容体作動薬では，「臨床用量依存（ないしは常用量依存）」と呼ばれる独特の病態がある．これは，臨床用量のベンゾジアゼピン受容体作動薬を長期にわたって服用しながらも，その間，用量の増加要求がなく，社会生活的にも安定しているのだが，減薬すると離脱症状が出現するという病態である．減薬により離脱症状が出現するため，「身体依存」の定義は満たすものの，用量の増加要求がないため，「精神依存」はないことになる．したがって，「薬物依存」の定義には該当しないわけであるが，適当な用語が見つからないため，便宜上，「臨床用量依存（ないしは常用量依存）」と呼ばれている．詳細は本書の抗不安薬の解説頁を参照されたい．

(3) 薬物中毒とは

「薬物中毒」には，「急性中毒」と「慢性中毒」とがある（図6）．

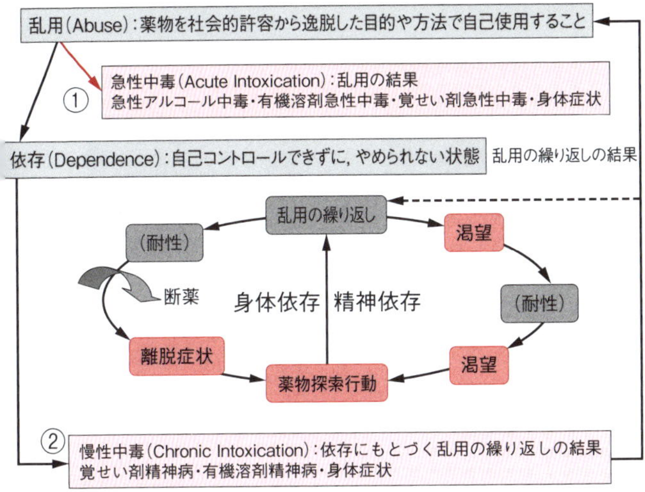

I 薬物依存について

```
乱用(Abuse):薬物を社会的許容から逸脱した目的や方法で自己使用すること
    │
    │  急性中毒(Acute Intoxication):乱用の結果
    ① 急性アルコール中毒・有機溶剤急性中毒・覚せい剤急性中毒・身体症状
    ↓
依存(Dependence):自己コントロールできずに,やめられない状態  乱用の繰り返しの結果

         ┌──── 乱用の繰り返し ────┐
    (耐性)                         渇望
      │                             │
    断薬    身体依存 精神依存      (耐性)
      │                             │
    離脱症状 ──── 薬物探索行動 ── 渇望

    ② 慢性中毒(Chronic Intoxication):依存にもとづく乱用の繰り返しの結果
       覚せい剤精神病・有機溶剤精神病・身体症状
```

図6 「薬物中毒」とは
(和田 清:第I章 鍵概念としての乱用・依存・中毒.依存性薬物と乱用・依存・中毒.星和書店,東京,pp.2-15,2000より一部改変)

「急性中毒」とは,「依存」になっていても,なっていなくても,「乱用」さえすれば陥る可能性のある一過性の病態である.アルコールの「一気のみ」や抗不安薬,睡眠薬,バルビツール類の「過量服薬」は「乱用」である.これらの行為は「急性アルコール中毒」に象徴される意識障害を引き起こす(**図6-①**).中毒の強さは時間経過とともに軽減し,薬物による作用はそれ以上使用しなければ最終的に消失する.

一方,「慢性中毒」とは,「依存」に陥っている人が,その薬物の使用をさらに繰り返すことによって生じる人体の慢性・持続性の異常状態である(**図6-②**).しかも,ほとんどの場合,薬物の使用に関係なく,異常状態が慢性・持

正常　　　　　　　有機溶剤依存者

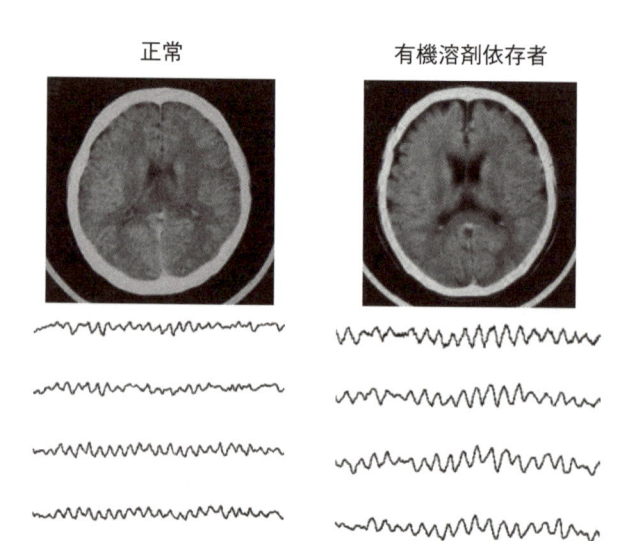

図7　脳の萎縮と脳波の徐波化
(和田　清：第Ⅲ章　有機溶剤．依存性薬物と乱用・依存・中毒．星和書店，東京，pp.38-78，2000より一部改変)

続的に続く．「酒の飲み過ぎは肝硬変の原因だ」というが，一度に過量の飲酒をした場合，陥るのは「急性アルコール中毒」である．「慢性中毒」としての肝硬変は「依存」にもとづく長年の飲酒の結果ということになる．「喫煙による肺癌」や「覚せい剤による慢性の精神病状態」は「慢性中毒」として理解することができる．有機溶剤依存症者では，脳の萎縮や脳波の徐波化が認められることがあるが（**図7**），これらも「慢性中毒」として理解できる．また，覚せい剤の反復投与は，動物実験で，体温上昇，食欲減退には「耐性」を生じるが，「常同行動」に関しては，単回投与で起こるよりも少ない量で常同行動を惹起するという，「逆耐性現象」を生み出す（**図8**）．これは，統合失調症や覚せ

= I 薬物依存について =

覚せい剤精神病

幻覚妄想状態

再燃しやすさ

★———覚せい剤の連用———★　再使用　ストレスなど

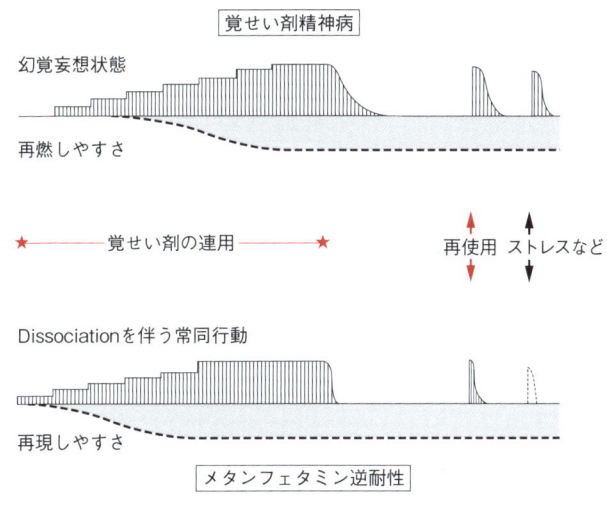

Dissociationを伴う常同行動

再現しやすさ

メタンフェタミン逆耐性

図8　覚せい剤による逆耐性現象
(佐藤光源, 柏原健一:覚せい剤精神病—基礎と臨床—. 金剛出版, 東京, 1986)

い剤精神病の再燃準備性の亢進のモデルとされている．これも「慢性中毒」として理解できる．

以上，「薬物依存」という概念を「薬物乱用」，「薬物依存」，「薬物中毒」という文脈の中で説明した．

(4) 乱用，依存，中毒を経時的視点から見ることの重要性

ところで，図6では「依存」，「慢性中毒」から矢印が「乱用」に戻っている．その意味を説明したい．

図1では，薬物の「乱用」は赤の矢印で示している．この「乱用」を繰り返すと，A10神経系の異常が惹起され，「薬物依存」という病態に陥る．「薬物依存」に陥ると「薬物乱用」の頻度が増加する．典型的には，最終的に，言動

表3 中枢神経抑制薬の特徴

中枢作用	薬物のタイプ	精神依存	身体依存	耐性	催幻覚
抑制	あへん類 (ヘロイン, モルヒネ等)	+++	+++	+++	-
	バルビツール類	++	++	++	-
	アルコール	++	++	++	-
	ベンゾジアゼピン受容体作動薬	+	+	+	-
	有機溶剤	+	±	+	+
	大麻	+	±	+	++

※1：法律上の分類.
+-：有無および相対的な強さを表す．ただし，各薬物の有害性は，上記の+-のみで評価されるわけではなく，結果として個人の社会生活および社会全体に及ぼす影響の大きさをも含めて，総合的に評価される．

の異常という「慢性中毒」状態になってしまう．B地点に至ってしまった人は，精神科の治療を受けることになる．現在の薬物療法は，ほとんどの幻覚妄想状態を消退させることができる．その結果，その患者はA地点に戻ることになる．A地点に戻ると，本人もその家族も「治った」という気になりがちである．しかし，精神病状態が消退したからといって，「依存」までもがなくなったわけではない．「依存」が存在する限り，「乱用」が出るのである．その結果,「乱用」が繰り返されて，再びB地点に戻ってしまう．

また，よく,「薬物乱用者」という言葉を使うが,「薬物乱用者」には3種類の「乱用者」がいることを理解しておく必要がある．「乱用だけの乱用者」,「依存に基づく乱用

I 薬物依存について

乱用時の主な症状	離脱時の主な症状	精神病性障害	分類※1
鎮痛，縮瞳，便秘，呼吸抑制，血圧低下，傾眠	瞳孔散大，流涙，鼻漏，嘔吐，腹痛，下痢，焦燥，苦悶	−	麻薬
鎮静，催眠，麻酔，運動失調，尿失禁	不眠，振戦，けいれん発作，せん妄	−	向精神薬
酩酊，脱抑制，運動失調，尿失禁	発汗，不眠，抑うつ，振戦，吐気，嘔吐，けいれん発作，せん妄	＋	その他
鎮静，催眠，運動失調	不安，不眠，振戦，けいれん発作，せん妄	−	向精神薬
酩酊，脱抑制，運動失調	不安，焦燥，不眠，振戦	＋＋	毒物劇物
眼球充血，感覚変容，情動の変化	不安，焦燥，不眠，振戦	＋	大麻

(和田 清：第Ⅰ章 鍵概念としての乱用・依存・中毒．依存性薬物と乱用・依存・中毒．星和書店，東京，pp.2-15，2000より一部改変)

者」，「慢性中毒にまで至ってしまった乱用者」である（図1参照）．「薬物乱用者」を診るときには，その患者がどのタイプの「乱用者」かを見極めることが重要である．

医師は，以上のことを理解した上で，必要な場合には，それを患者およびその家族にも説明しながら治療することが重要である．

まとめ（表3，4）

以上をまとめると，以下のようになる．

依存性薬物というからには「精神依存」は必須である．

一般的に，中枢神経抑制薬（表3）では，「精神依存」とともに「身体依存」，「耐性」も認められるが，精神病性障

表4 中枢神経刺激薬の特徴

中枢作用	薬物のタイプ	精神依存	身体依存	耐性	催幻覚
興奮	コカイン	+++	−	−	−
	アンフェタミン類（メタンフェタミン，MDMA等）	+++	−	+	−※3
	LSD	+	−	+	+++
	ニコチン（たばこ）	++	±	++ ※5	−

※1：法律上の分類．※2：離脱症状とはいわず，反跳現象という．※3：MDMAでは催幻覚+．※4：MDMAは法律上は麻薬．※5：主として急性耐性．
+−：有無および相対的な強さを表す．ただし，各薬物の有害性は，上記の+−のみで評価されるわけではなく，結果として個人の社会生活および社会全体に及ぼす影響の大きさをも含めて，総合的に評価される．

害の惹起にまでは至らないものも少なくはない．モルヒネなどのあへん類，バルビツール類，ベンゾジアゼピン受容体作動薬では，精神病性障害は起きないとされている．

一方，中枢神経刺激薬（表4）には，概して，「身体依存」形成能がない．ただし，精神病性障害を引き起こしがちである．

多くの依存性薬物には「耐性」形成が認められるが，コカインには「耐性」は認められないとされている．その結果，「耐性」は「薬物依存」の必須要素ではないということになる．

また，ベンゾジアゼピン受容体作動薬では，臨床用量のベンゾジアゼピン受容体作動薬を長期にわたって服用しな

I 薬物依存について

乱用時の主な症状	離脱時の主な症状	精神病性障害	分類 ※1
瞳孔散大, 血圧上昇, 興奮, けいれん発作, 不眠, 食欲低下	※2 脱力, 抑うつ, 焦燥, 過眠, 食欲亢進	++	麻薬
瞳孔散大, 血圧上昇, 興奮, 不眠, 食欲低下	※2 脱力, 抑うつ, 焦燥, 過眠, 食欲亢進	+++	覚せい剤 ※4
瞳孔散大, 感覚変容	不詳	±	麻薬
鎮静あるいは発揚, 食欲低下	不安, 焦燥, 集中困難, 食欲亢進	−	その他

(和田 清:第Ⅰ章 鍵概念としての乱用・依存・中毒. 依存性薬物と乱用・依存・中毒. 星和書店, 東京, pp.2-15, 2000 より一部改変)

がらも, その間, 用量の増加要求がなく, 社会生活的にも安定しているのだが, 減薬すると離脱症状が出現する,「臨床用量依存 (ないしは常用量依存)」という病態がある. 減薬により離脱症状が出現するため,「身体依存」の定義は満たすものの, 用量の増加要求がないため,「精神依存」はなく, 結果として,「薬物依存」の定義には該当しないが, 便宜上,「臨床用量依存 (ないしは常用量依存)」と呼ばれている.

医師は「薬物乱用」,「薬物依存」,「薬物中毒」の関係性を理解した上で, 依存性薬物の処方を行うと同時に, 必要に応じて, 患者およびその家族にも, その関係性と概念を説明し, 治療を行うことが大切である. 医師は, 薬物療法によって,「薬物依存症」患者を作り出してはならない.

REFERENCES

1) 和田　清：薬物依存を理解する―「乱用-依存-中毒」という関係性の中で理解することの重要性―. 日本アルコール精神医学雑誌 **14**：39-47, 2008.
2) 和田　清：第Ⅰ章 鍵概念としての乱用・依存・中毒. 依存性薬物と乱用・依存・中毒. 星和書店, 東京, pp.2-15, 2000.
3) 廣中直行：Ⅰ薬物依存. 人はなぜハマるのか. 岩波書店, 東京, pp.9-21, 2001.
4) 柳田知司：1. 薬物依存―最近の傾向. A. 基礎的立場. 現代精神医学大系年刊版'89-B. 中山書店, 東京, pp.25-39, 1989.
5) 小沼杏坪：第8章 覚せい剤依存 Ⅱ. 臨床の立場から 3. 覚せい剤精神疾患の診断基準. 目で見る精神医学シリーズ-5 薬物依存. 世界保健通信社, 大阪, pp.102-107, 1993.
6) 和田　清：第Ⅲ章 有機溶剤. 依存性薬物と乱用・依存・中毒. 星和書店, 東京, pp.38-78, 2000.
7) 佐藤光源, 柏原健一：覚せい剤精神病―基礎と臨床―. 金剛出版, 東京, 1986.

（和田　清）

II 薬物相互作用

　向精神薬における多剤併用の問題点の一つに相互作用が挙げられる．さまざまな種類の相互作用があり，2剤の相互作用でさえも複雑であるが，3剤以上になるとお互いの関連を考えていくのは非常に困難となる．

薬物相互作用のメカニズム

　薬物相互作用は，その発生メカニズムによって薬力学的相互作用と薬物動態学的相互作用の二つに大きく分類される（表1）．薬力学的相互作用は，同じ効果器に作用する薬を同時に服用した場合に生じる．同じ作用を持つ薬同士は互いの効果を強め，逆の作用を持つ場合は互いの効果を弱める．また，薬の組み合わせによっては主作用よりも副作用の効果が前面に出てしまうこともある．薬物動態学的相互作用は，薬の吸収・全身への分布・代謝・排泄の各過程において複数の薬が互いに影響しあうことを意味する．まず吸収の段階で起きる相互作用は，主に二つある．薬によって胃のpHや胃から腸への移行速度（胃内容排泄速度）が変化すると他の薬の吸収率が影響を受ける．また，小腸には薬物代謝酵素や薬物トランスポーターが存在するが，これらは薬によって誘導，あるいは阻害され，併用薬の吸収率に影響を及ぼす．分布の段階では，血漿タンパクの結合に関する競合，そして薬物トランスポーターの誘導・阻害に関する相互作用がある．代謝の段階では，代謝酵素の誘導・阻害による併用薬への影響が生じる．排泄の段階では，薬による腎血流量や尿pHの変化，そして薬物トラン

== II 薬物相互作用 ==

表1 相互作用のメカニズム

- ●薬力学的相互作用
  - ▶同じ効果器に作用する薬による増強あるいは減弱作用

- ●薬物動態学的相互作用
  - ▶吸収や分布，代謝，排泄への影響
    - ・吸収：胃 pH の変化，胃から腸への移行速度の変化
      ：小腸における代謝酵素・薬物トランスポーターの誘導・阻害
    - ・分布：血漿タンパクとの結合に関する競合
      ：薬物トランスポーターの誘導・阻害
    - ・代謝：代謝酵素の誘導・阻害
    - ・排泄：腎血流量の変化，尿 pH の変化
      ：薬物トランスポーターの誘導・阻害

スポーターの誘導・阻害による相互作用が起きる．

(1) 薬力学的相互作用

 特に注意しなければならない例（併用禁忌例）としてアドレナリン反転現象を挙げる．アドレナリンはショック時などに血圧上昇効果を期待して投与される薬である．アドレナリンの主な薬理作用には α 作用を介した血圧上昇作用と β 作用を介した血圧下降作用があるが，通常は前者が後者に勝っているためアドレナリンを投与すると血圧が上昇する．しかし，α 遮断作用のある抗精神病薬を服用している患者にアドレナリンを投与すると，β 作用が優位となり血圧が下がってしまう．つまり，本来期待した薬の作用とは正

反対の効果が出現してしまうのである．向精神薬同士の飲み合わせでも，同様に予想外の効果が出現することがある．

向精神薬の中で抗コリン作用を有する薬としては，ビペリデンなどの中枢性抗パーキンソン病薬，フェノチアジン系抗精神病薬，三環系抗うつ薬などが有名だが，これ以外にも，ベンゾジアゼピン受容体作動薬，第2世代抗精神病薬，抗てんかん薬（特にカルバマゼピン），ADHD治療薬，三環系以外の抗うつ薬などにも抗コリン作用がある．向精神薬のほとんどに抗コリン作用が無視できないレベルにあるため，向精神薬を併用すると抗コリン作用が強く出現することがある．また，一般身体疾患治療薬の多くにも，抗コリン作用はあり，特に解熱鎮痛薬，総合感冒薬，抗潰瘍薬などには注意が必要である（表2）．

抗コリン作用を有する薬などは，胃酸分泌低下，便秘（イレウス）などの消化器症状あるいは頻脈，心悸亢進などの循環器症状などを引き起こす．さらには，失見当識や記憶障害などの認知障害，幻覚，妄想，不安，焦燥，不眠，興奮など多彩な精神症状の原因ともなり，精神疾患の症状との鑑別が困難となる．これらの薬を併用する場合は，単独で用いるよりも抗コリン性の副作用が出現するリスクが高くなり，重篤な副作用を招くこともありえる．

(2) 薬物動態学的相互作用
①薬の吸収段階で起きる相互作用

向精神薬のほとんどは十二指腸から小腸上部で吸収されるために，胃内容排泄速度が速まると吸収率が高まることがある．そのためメトクロプラミドのような胃腸管運動亢進作用のある薬の併用によって吸収率が高まる可能性がある．

Ⅱ　薬物相互作用

表2　抗コリン作用を持つ薬

- 中枢性抗パーキンソン病薬
- フェノチアジン系抗精神病薬
- 三環系抗うつ薬
- 第2世代抗うつ薬
- ベンゾジアゼピン系
- 非ベンゾジアゼピン系
- ブチロフェノン系抗精神病薬
- 第2世代抗精神病薬
- 抗てんかん薬
- ADHD治療薬
- 解熱鎮痛薬
- 総合感冒薬
- 消化管鎮痙薬
- 抗消化性潰瘍薬
- 気管支拡張薬
- 排尿障害治療薬
- 抗結核薬
- 抗不整脈薬
- 抗ヒスタミン薬
- 中枢性筋弛緩薬
- 中枢性鎮咳薬

②タンパク結合と薬の相互作用

　吸収された向精神薬は血漿タンパクと結合して全身に運ばれて分布する．複数の薬を併用するとタンパクの結合部位をめぐって競合的な相互作用が起きることがある．**図1**では，もともと薬Aはタンパクと結合して全身を循環しているが，そこに新たにタンパクとの結合力がより強い薬Bが体内に入ると，薬Aはタンパクから追い出されてしまうことを示している．薬はタンパクと結合していると効果器に作用することができないため，非結合のものが効果を発揮する．したがって，薬は単純に血中に高濃度存在していてもタンパクと結合している限りは作用を及ぼさない．もともと，タンパク結合率の低い薬は，結合率が変化しても

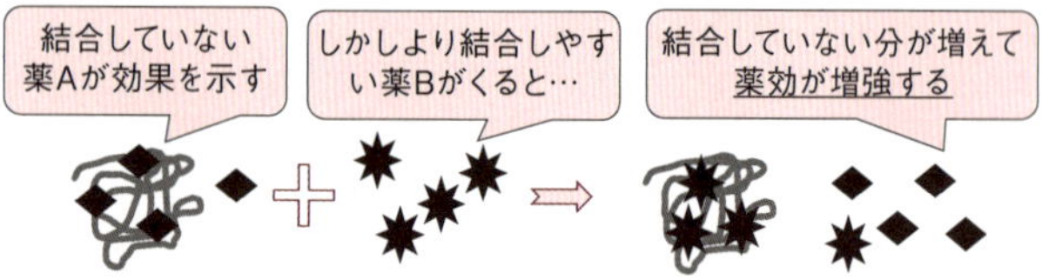

> 結合していない薬Aが効果を示す

> しかしより結合しやすい薬Bがくると…

> 結合していない分が増えて薬効が増強する

● 向精神薬は<u>タンパク結合率の高い薬が多い</u>
　ーわずかな変化でも影響を受けやすい

➡ 併用により<u>予想外に強い効果が出る</u>ことがある

図1　タンパク結合と薬の相互作用

タンパクと結合していない薬の量はあまり影響を受けないが，タンパク結合率の高い薬は，少しの結合率の変化でもタンパクと結合していない薬の量が大きく変わる．このため，タンパク結合率の高い薬のほうが，タンパク結合を巡る相互作用に関して注意が必要である．

　向精神薬の多くは，**表3**のようにタンパク結合率が90％以上と高い薬が多い[1]．そのため，向精神薬はタンパク結合を巡る相互作用の影響を受けやすく，かつ併用する一般身体科の薬にも大きな影響を与えかねない．たとえばワルファリンはタンパク結合率の高い薬だが，より結合率の高い向精神薬によって結合タンパクから追い出されると，効果が強まり脳出血の原因になることも考えられる．タンパ

= Ⅱ 薬物相互作用 =

表3 主な向精神薬の血漿タンパク結合率

タンパク結合率(%)	抗うつ薬
90%以上	セルトラリン トリミプラミン クロミプラミン デュロキセチン パロキセチン アミトリプチリン ノルトリプチリン
70〜90%	ミルタザピン フルボキサミン マプロチリン イミプラミン
70%以下	エスシタロプラム ミルナシプラン

タンパク結合率(%)	抗精神病薬
90%以上	アリピプラゾール ブロナンセリン オランザピン クロザピン リスペリドン
70〜90%	クエチアピン パリペリドン

(各製品のインタビューフォームなどにより作成)

ク結合率を巡る相互作用に関しては,一旦タンパクから追い出された薬も比較的速やかに他のタンパクあるいは組織に再分布するために,長時間影響を受けるわけではない.しかし,一過性にしても薬の効果が増強することが危険な薬に関しては注意が必要である.

③P糖タンパクによる排出

P糖タンパクは薬を細胞(組織)の外に運搬する排出型トランスポーターである.発現部位は,小腸,肝臓,腎,血液脳関門,胎盤,乳腺などである.小腸では薬の吸収を妨げ,肝臓と腎では薬を体外に排出し,血液脳関門,胎盤,乳腺ではそれぞれ脳,胎児,乳汁への薬の侵入を防いでい

表4 P糖タンパクを阻害する向精神薬

- バルプロ酸
- SSRI・SNRI
  <u>セルトラリン,パロキセチン,
  デスメチルセルトラリン(セルトラリンの代謝産物)</u>
  ＞フルボキサミン,fluoxetine
  ＞citalopram
- 三環系抗うつ薬・トラゾドン
- 抗精神病薬
  <u>クロザピン＞パリペリドン＞</u>
  クエチアピン＞ハロペリドール＞リスペリドン＞
  オランザピン,ペロスピロン塩酸塩,フェノチアジン系

(加藤隆一監修,鈴木映二著:向精神薬の薬物動態学―基礎から臨床まで―.星和書店,東京,2013より一部改変)

る.P糖タンパクには遺伝子多型があり,機能には個人差がある.

多くの向精神薬はP糖タンパクによって体外に排出されたり,血液脳関門において脳から排出されたりしていることが示唆されている.一方,多くの向精神薬がP糖タンパクの阻害作用を有する(表4).抗うつ薬ではセルトラリンとその代謝物であるデスメチルセルトラリン,パロキセチン,抗精神病薬ではクロザピンやパリペリドンの阻害作用が強いとされている.このような薬は併用薬の吸収率を高め,排出率を低下させる可能性がある.さらには脳などの局所の薬の濃度にも影響する可能性がある[1].

= II 薬物相互作用 =

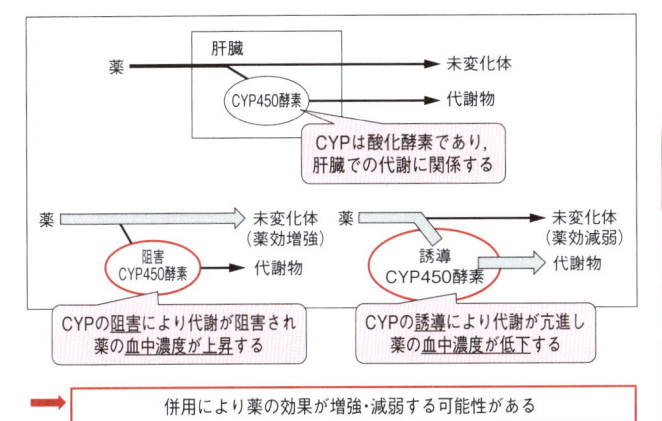

図2 チトクローム P450（CYP）による代謝
(杉山正康編著：薬の相互作用としくみ第9版. 医歯薬出版株式会社, 東京, 2010 より一部改変)

④チトクローム P450（CYP）による代謝

　肝臓の代謝酵素チトクローム P450（CYP）は，向精神薬によってその酵素活性が阻害されたり，逆に増強されたりすることもある[2]（図2）．消化管から吸収された薬は，門脈を通って肝臓に達し，一部は CYP によって代謝され，残りは肝臓を素通りして未変化体のまま体内を循環する．薬としての効果を示すのは通常，未変化体である．CYP の活性が阻害されると，薬が未変化体のまま体内に入る率が高まり，薬の血中濃度が上昇する．逆に，CYP が誘導されると，薬が代謝される率が増え，薬の血中濃度が低下する．したがって，向精神薬を併用すると互いの効果を増強あるいは減弱させる可能性がある．たとえば，デュロキセチン

の連続経口投与を受けている人がフルボキサミンの単回経口投与を受けると,デュロキセチンの血中濃度は曲線下面積は約5.6倍になる[3](**図3**).この相互作用は,デュロキセチンがCYP1A2の基質であり,フルボキサミンがその阻害薬であるために生じたと考えられる.このことから,両者の併用が禁忌とされている国もある.

このような相互作用は薬同士だけでおきるのではない.向精神薬の中には嗜好品や食品の影響を受けるものもある.たとえばタバコの煙に含まれるベンゾピレンはCYP1A2を誘導する.オランザピンは1A2の基質であるため,一日5本未満の喫煙でもオランザピンの血中濃度曲線下面積は約半分,それ以上の喫煙ではおよそ3分の1にまで低下する[4](中国人のデータ).また,グレープフルーツジュースは主にCYP3A4の阻害作用があるので特にベンゾジアゼピンなどとの摂取に注意が必要である.

まとめ

薬を複数併用すると,さまざまなメカニズムで相互作用が生じる.相互作用のメカニズムには薬力学的相互作用と薬物動態学的相互作用があり,薬の効果が変化したり副作用が強く出たりすることがある.しかし,併用によって薬物動態が変わることを確かめられている薬の組み合わせは極めて限られている.添付文書を常に気にすることも必要であるが,そこに記載されている相互作用の多くが推測に基づいていることも承知しておく必要がある.つまりは臨床的に常に注意を怠らず,やむを得ず併用療法を行う際には十分注意する以外にない.また,薬の種類が一つ増えるごとに相互作用のリスクは相乗的に増す可能性があるため,併用療法は最小限にとどめることが望ましいと考える.

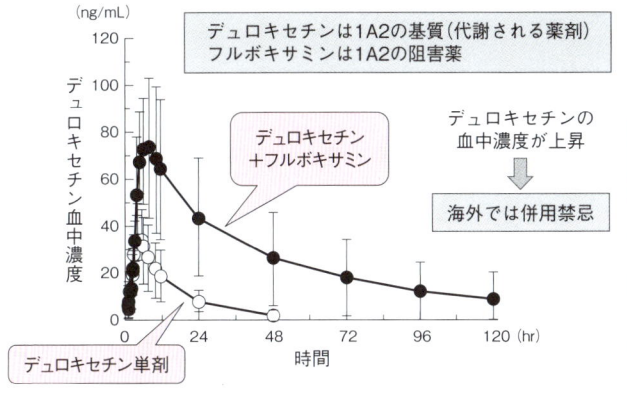

図3 CYP活性阻害の例

(Paulzen M, et al.: Augmentative effects of fluvoxamine on duloxetine plasma levels in depressed patients. Pharmacopsychiatry 44:317-323, 2011 より引用)

REFERENCES

1) 加藤隆一監修, 鈴木映二著:向精神薬の薬物動態学—基礎から臨床まで—. 星和書店, 東京, 2013.
2) 杉山正康編著:薬の相互作用としくみ第9版. 医歯薬出版株式会社, 東京, 2010.
3) Paulzen M, Finkelmeyer A, Grözinger M:Augmentative effects of fluvoxamine on duloxetine plasma levels in depressed patients. Pharmacopsychiatry **44**:317-323, 2011.
4) Wu TH, Chiu CC, Shen WW, et al.:Pharmacokinetics of olanzapine in Chinese male schizophrenic patients with various smoking behaviors. Prog Neuropsychopharmacol Biol Psychiatry **32**:1889-1893, 2008.

(渡邊衡一郎・菊地俊暁・鈴木映二)

各論
薬物の特徴と使用上の注意点

III 抗不安薬

タンドスピロンクエン酸塩 ガンマオリザノール ヒドロキシジンパモ酸塩 ヒドロキシジン塩酸塩	オキサゾラム クロキサゾラム クロラゼプ酸ニカリウム ジアゼパム フルジアゼパム ブロマゼパム メダゼパム ロラゼパム アルプラゾラム フルタゾラム メキサゾラム トフィソパム フルトプラゼパム クロルジアゼポキシド ロフラゼプ酸エチル <u>クロチアゼパム</u> <u>エチゾラム</u>
抗不安薬	

　抗不安薬の中心は，ベンゾジアゼピン（benzodiazepine：BZ）受容体作動薬であり，抗不安薬多剤併用の問題はBZ受容体作動薬多剤併用の問題とほぼ同義である．BZ受容体作動薬とは，γアミノ酪酸（GABA）/ベンゾジアゼピン受容体-クロール（Cl）・イオンチャンネル複合体に作用する薬物である．古典的には化学構造式としてBZ骨格を有するが，現在は，BZ骨格でないもの（たとえばエチゾラム（デパス®）やゾルピデム（マイスリー®）など）もある．これらは非BZ系薬剤と呼称されることもあるが，作用機序は同様であり，BZ受容体作動薬と同様の問題が指摘されている[1~4]．本稿では，これらをまとめて，BZ受容体作動薬と呼ぶ．

III 抗不安薬

エスタゾラム フルラゼパム塩酸塩 ニトラゼパム ニメタゼパム ハロキサゾラム トリアゾラム フルニトラゼパム ブロチゾラム ロルメタゼパム クアゼパム <u>リルマザホン塩酸塩</u> <u>ゾピクロン</u> <u>ゾルピデム酒石酸塩</u> <u>エスゾピクロン</u>	アモバルビタール バルビタール フェノバルビタール ペントバルビタール トリクロホスナトリウム クロルプロマジン・プロメタジン・フェノバルビタール合剤 ブロムワレリル尿素 抱水クロラール ラメルテオン

睡眠薬

図1 BZ受容体作動薬
平成26年診療報酬改定において分類された，抗不安薬，睡眠薬の一覧．
下線はBZ骨格を持たないがBZ受容体に作用するもの

　図1は平成26年診療報酬改定において分類された，抗不安薬，睡眠薬の一覧である．中心の色かけ部分がBZ受容体作動薬で，下線はBZ骨格を持たないがBZ受容体に作用するものとなっている．BZ受容体作動薬は抗不安薬としても睡眠薬としても使用されており，本稿で述べるBZ受容体作動薬の注意点は，BZ受容体に作用する睡眠薬にも適合する．

1 不安障害の治療

　不安症状の診療においては，不安の原疾患について検討すべきである．原疾患としては，不安障害，うつ病，統合失調症などさまざまであるが，特異的な治療方法のある原

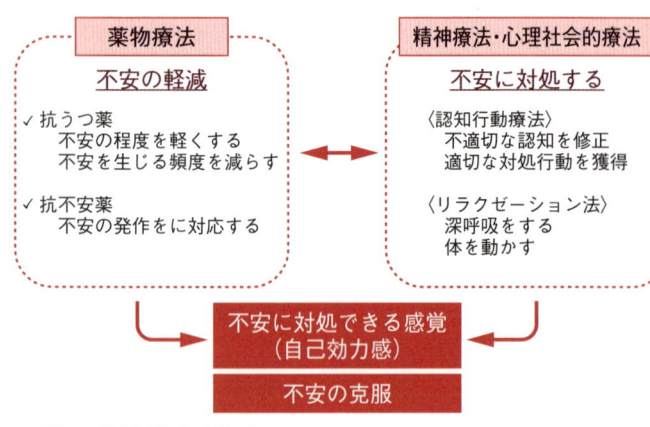

```
┌─────────────────────────┐    ┌─────────────────────────────┐
│      薬物療法            │    │   精神療法・心理社会的療法      │
│     不安の軽減           │    │      不安に対処する           │
│                         │    │                             │
│ ✓ 抗うつ薬              │←→ │ 〈認知行動療法〉              │
│   不安の程度を軽くする    │    │   不適切な認知を修正          │
│   不安を生じる頻度を減らす │    │   適切な対処行動を獲得        │
│                         │    │                             │
│ ✓ 抗不安薬              │    │ 〈リラクゼーション法〉        │
│   不安の発作をに対応する  │    │   深呼吸をする               │
│                         │    │   体を動かす                 │
└─────────────────────────┘    └─────────────────────────────┘
              │                             │
              └──────→ 不安に対処できる感覚 ←──┘
                        （自己効力感）
                         不安の克服
```

図2 不安障害の治療

疾患によるものであれば，まずそれを治療すべきである．うつ病では抗うつ薬，統合失調症では抗精神病薬が適応である．

不安障害の治療原則を再確認すると，不安障害は，薬物療法と精神療法・心理社会的療法を組み合わせて治療する（図2）．薬物療法は抗うつ薬や抗不安薬を用いて，不安を軽減し，精神療法・心理社会的療法は，認知行動療法やリラクゼーション法などにより，不安に対処する．これらにより，患者自らが不安に対処できるという自己効力感を回復し，不安の克服を目指すのであり，薬物療法のみが優先されるわけではない．

= Ⅲ 抗不安薬 =

GABA/BZ受容体/Clイオンチャネル複合体

GABAが結合して，Clイオンが細胞内に入ると作用が生じる
⇒抗不安・催眠

GABAとBZが両方結合すると，Clイオンはより多く入る
⇒作用の増強

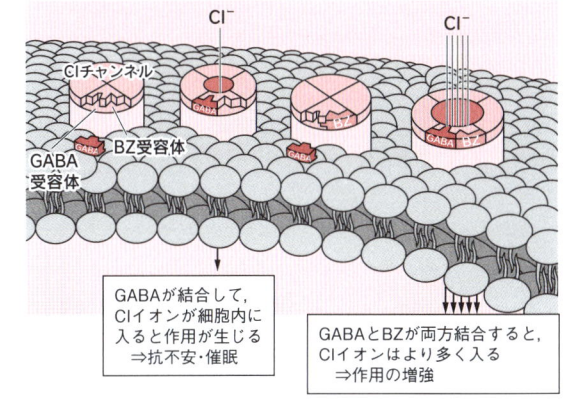

図3 BZ受容体作動薬の作用機序と併用の問題点
(稲田 健，編：本当にわかる精神科の薬はじめの一歩．羊土社，東京，2013 より一部改変)

2 BZ系抗不安薬併用の問題点

　BZ受容体作動薬の作用機序からみた併用の問題点について解説する．図3は，神経細胞膜上のGABA/BZ受容体/Clイオンチャネル複合体の模式図である．受容体にGABAが結合すると，Clイオンチャネルが開口し，Clイオンが細胞内に流入すると抗不安・催眠作用が生じる（**図3左から2番目**）．BZがBZ受容体に結合しても，単独では変化を生じない（**図3左から3番目**）．GABAとBZの両方が結合すると，Clイオンの流入は増大し，作用が増強される（**図3左から4番目**）[6]．BZ受容体作動薬の作用機序とはこのようなアロステリック調節作用であり，

39

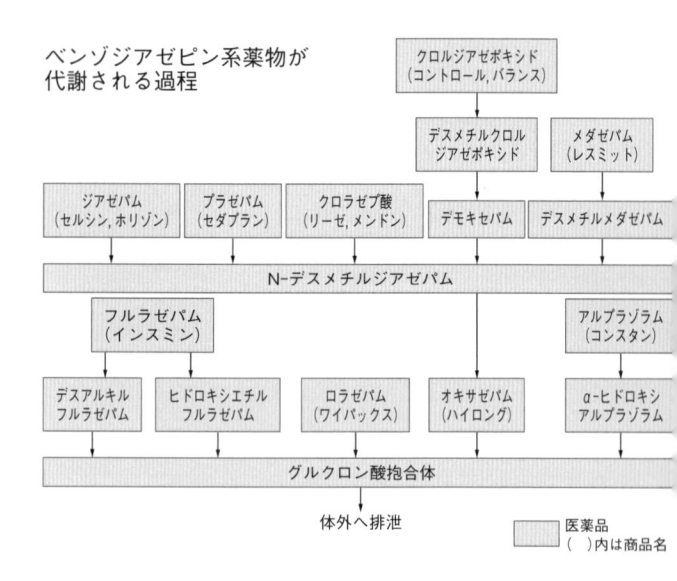

ベンゾジアゼピン系薬物が代謝される過程

```
クロルジアゼポキシド(コントロール,バランス)
    ↓
デスメチルクロルジアゼポキシド    メダゼパム(レスミット)

ジアゼパム(セルシン,ホリゾン)  プラゼパム(セダプラン)  クロラゼプ酸(リーゼ,メンドン)  デモキセパム  デスメチルメダゼパム
    ↓
N-デスメチルジアゼパム
    ↓
フルラゼパム(インスミン)                                           アルプラゾラム(コンスタン)

デスアルキルフルラゼパム  ヒドロキシエチルフルラゼパム  ロラゼパム(ワイパックス)  オキサゼパム(ハイロング)  α-ヒドロキシアルプラゾラム
    ↓
グルクロン酸抱合体
    ↓
体外へ排泄
```

□ 医薬品
( )内は商品名

GABA神経系の直接的な作動薬ではない．生体における受容体数は一定であり，かつ，BZ受容体作動薬がアロステリック作用であることから，一定以上のBZ受容体作動薬を投与しても，作用は「頭打ち」となる．このため過量投与時の安全性は高くなるが，逆に，併用し高用量を投与することは不合理である．

次に，BZ受容体作動薬の代謝・相互作用を考える．図4は代表的なBZ受容体作動薬の代謝経路について，鈴木[7]によりまとめられたものである．多くのBZ受容体作動薬は共通した代謝経路を経て，共通した活性代謝物を生じる．たとえば，ジアゼパムとメダゼパムは，いずれも代謝されて活性代謝物であるNデスメチル・ジアゼパムに変

図4 BZ受容体作動薬の代謝・相互作用と併用の問題点

多くのBZ受容体作動薬は共通した代謝経路を経て,共通した活性代謝物を生じるため,併用は不合理である.一方で,併用により,血中濃度が変動するリスクが高まる.
(鈴木映二:向精神薬の多剤処方と相互作用.臨床精神医学42:169-182,2013より一部改変)

化する.2種類の別々の薬を投与しているようでも結果的には同じ薬を処方していることと同義となっており,併用は不合理である.

また,併用により,代謝経路は競合することがあり,血中濃度が変動するリスクも高まる.共通した活性代謝物を生じることや血中濃度が上昇することは,BZ受容体作動薬の副作用を生じるリスクを高めることになる.

3 BZ系抗不安薬により生じやすい副作用

BZ受容体作動薬により生じる主な副作用は,持ち越し効果,健忘[8, 9],奇異反応,せん妄,ふらつきと転倒[10, 11],依存性[12〜15]などである(**表1**).

表1 BZ受容体作動薬の副作用

- 持ち越し効果
  翌日の眠気，集中困難
- 健忘，奇異反応，せん妄，脱抑制
  内服後の前向性健忘
- 依存性
  離脱症状による身体依存が中心
- ふらつき・転倒
  筋弛緩作用，反射抑制

(東京女子医科大学病院「睡眠薬や抗不安薬を飲んでいる方にご注意いただきたいこと」を参考に作成)

　BZ受容体作動薬の依存性については，通常の薬物摂取渇望や耐性形成を伴い，次第に摂取量が増加し，社会的な問題を生じる依存症のほかに，臨床用量依存[16～19]あるいは常用量依存[20～22]と呼ばれる特殊な形態があることに注意する必要がある．これらでは，薬物依存の中核病態である摂取渇望感や，身体依存の一部である耐性形成も目立たず，服用量は増加しない．薬剤の効果により比較的良好なQOLが維持されているが，離脱症状や退薬症候のために中止は困難となっている．

　次に，症例を提示する．

III 抗不安薬

症例 60歳代の男性

> 40歳ころ，不眠となり，食欲低下，頭痛などの症状を生じ，精神科を初診した．エチゾラム（デパス®）を処方され服用するようになった．不安のときには追加するよう指示を受け，服薬量は徐々に増加した．不安症状に対して，選択的セロトニン再取り込み阻害薬（SSRI）を追加処方されたが，効果を自覚することはできず，服用は自己中断した．他方，エチゾラムは服薬中断時に生じる不快感のため，内服を継続した．
>
> 診察時に，不安感の持続，エチゾラムの中止時の不快感とSSRIの効果が実感できなかったことを伝えたところ，次第に多剤併用の処方となった．
>
> 現在は，エチゾラム（デパス®），ジアゼパム（セルシン®），ゾルピデム（マイスリー®）を服用している．服用は毎日欠かすことがないが，処方量以上に服用することもない．自覚する副作用はない．

上記の症例のように，BZ受容体作動薬の常用量依存では，目立った問題は生じていないために，依存に気づかれにくいという特徴がある．現在，安定していると思われる症例においても，依存を生じている可能性を考える必要がある．

4 BZ系抗不安薬の適切な使用方法と注意点

多剤併用に至らぬために，依存形成の危険因子（図5）を回避することは一つの方法である．右に依存形成プロセス，中心には薬の使い方，左に薬の特性について示している[5]．

BZ受容体作動薬の依存形成の最大のリスク要因は長期

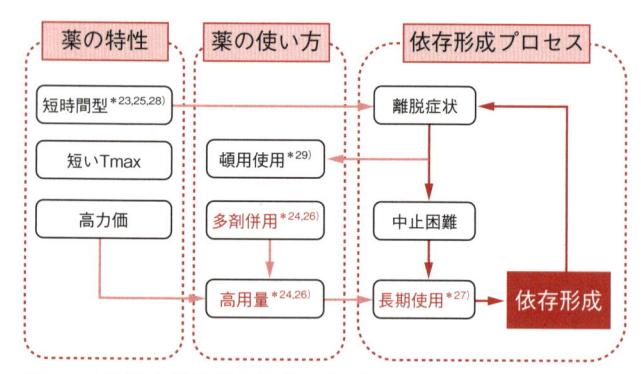

図5 BZ受容体作動薬依存の危険因子

他剤併用に至らないために, 依存形成の危険因子を回避することは一つの方法である.

*23) Hallfors et al 1993, *24) O'Connor et al 2004, *25) Morgan and Oswald 1982, *26) 稲田 2012, *27) Rickels et al 1983, *28) Rickels et al 1986, *29) Westra et al 2002
(稲田 健, 編:本当にわかる精神科の薬はじめの一歩. 羊土社, 東京, 2013 より一部改変)

使用である[27]. 180名の慢性不安患者を対象に, ジアゼパム 15 mg から 40 mg で治療し, その後プラセボに置換した際の離脱症状の出現頻度について検討した研究において[27], 離脱症状の出現頻度は, ジアゼパムの内服期間が8か月未満と, 8か月以上で, 明確な差が生じていた(図6). この研究から, どの程度の服用期間から離脱症状を生じるのかについての明確なエビデンスは得られていないが, 離脱症状の出現頻度には期間が関わっていることは, 明らかとなった.

長期使用により依存形成がなされると, 減薬時には離脱症状を生じ, 中止は困難となり, さらなる長期使用につながる.

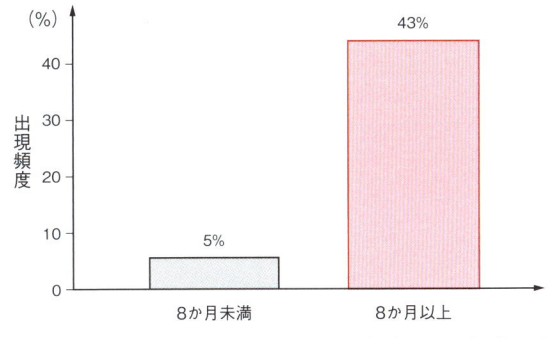

図6 BZ受容体作動薬内服期間と離脱症状の出現頻度の関係

180名の慢性不安患者．ジアゼパム15-40mgで治療後プラセボに置換．離脱症状の出現頻度はジアゼパムの内服期間により異なっていた．
(Rickels K, et al.: Long-term Diazepam Therapy and Clinical Outcome. JAMA 250: 767-771, 1983より引用)

　薬の使用方法としては，多剤併用[24, 26]と頓用使用[29]は，高用量使用[24, 26]につながり，高用量は結果として，長期使用につながる．

　図7に厚生労働省の処方調査研究による，抗不安薬，睡眠薬の剤数の合計とジアゼパム換算投与量の関係を示した[30]．抗不安薬や睡眠薬を併用し，剤数が増えると，BZ受容体作動薬の総投与量は，高用量となっていることがわかる．高用量は直接的には，依存形成のリスクではないかもしれない．しかしながら高用量では結果的に長期間投与になりやすく，依存形成のリスクとなる．つまり，多剤併用をすると高用量となり，高用量投与は，長期投与となって，依存形成のリスクとなる．

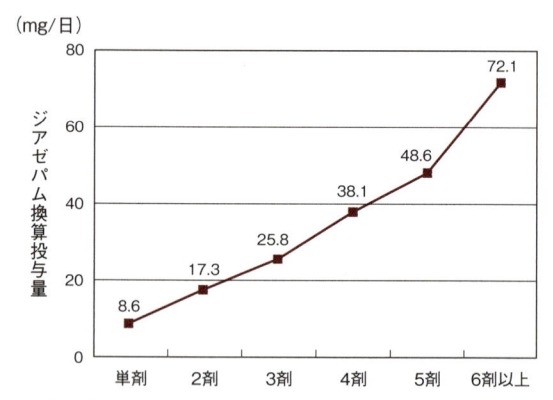

```
(mg/日)
80                                          72.1
                                       ●
                                    48.6
60                              ●
ジ                          38.1
ア                       ●
ゼ 40               25.8
パ              ●
ム         17.3
換 20   ●
算   8.6
投 ●
与  0
量   単剤  2剤  3剤  4剤  5剤  6剤以上
```

図7 抗不安薬,睡眠薬の剤数の合計とジアゼパム換算投与量
日本の3か所の私立精神科病院. 2010年3月31日の時点.
抗不安薬, 睡眠薬を処方された全患者 3,257名
(中川敦夫:向精神薬の処方実態に関する国内外の比較研究. 厚生労働科学研究費補助金厚生労働科学特別研究事業. 平成22年度総括・分担研究報告書, 2011)

BZ受容体作動薬の頓用使用は必ずしも服用量を減少させる方向に作用するばかりではない点にも注意すべきである. なぜなら, 医療者の"どうしても必要な時の薬"との頓用処方意図は, 当事者において, "好きな時に飲んで良い薬"と解釈される傾向があるためである. 不安時の服用を繰り返すことで, "不安を自覚したら, ベンゾジアゼピン受容体作動薬を服用する"という不適切な条件づけがなされ, 依存が形成されやすくなる[29]. このことは, たとえば, 認知行動療法の効果を低下させてしまう[31], といった問題を生じることが指摘されている.

薬の特性としては, 短時間作用型であることが, 離脱症状を自覚しやすいことと関連し[23, 25, 28], 依存形成のリスク

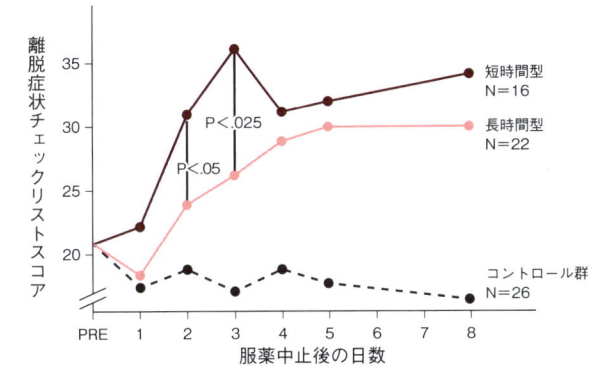

図8 長時間型(LHL)，短時間型(SHL)，コントロール群の断薬後の離脱症状チェックリストスコアの変化の比較

(Rickels K, et al.: Low-dose dependence in chronic benzodiazepine users. Psychopharmacol Bull 22: 407-415, 1986 より引用)

につながる．図8は，長時間作用型と短時間作用型のBZ受容体作動薬，さらに，プラセボの3群での治療後に，服薬を中止し，その後の離脱症状チェックリストスコアの変化を観察した研究の結果である[28]．短時間作用型では離脱症状を自覚しやすいことがわかる．

離脱症状を自覚しやすいことは，服薬継続につながる．注意すべき点は，長時間作用型が依存のリスクが低く安全，ということではなく，離脱症状の自覚が比較的少ないという点であり，減薬・断薬の際には短時間作用型を長時間作用型に切り替えた後のほうが中止しやすいかもしれない．

以上を踏まえ，多剤併用に至らないためには，以下の点について注意すべきである．

表2 BZ受容体作動薬の減薬中止方法のメタ解析から明らかとなった有用な介入方法

- ゆっくりと減量すること
- 減薬に関する手紙や冊子を配ること
- 心理教育
  - BZ の離脱症状への理解と対処
  - BZ を必要とした原疾患症状の理解と対処
- リラクゼーション法
- 認知行動療法
- 代替薬物療法（エビデンスは限られる）

(Parr JM, et al.: Effectiveness of current treatment approaches for benzodiazepine discontinuation: a meta-analysis. Addiction 104: 13-24, 2009 より引用)

① 不安障害の治療に BZ 受容体作動薬を過剰に使用しない
② BZ 受容体作動薬には気づかれにくい依存があることに注意する
③ BZ 受容体作動薬依存の危険因子に注意する
  - 長期服用が最大の危険因子である

5 BZ系抗不安薬多剤併用からの減剤・減量方法

「ベンゾジアゼピン受容体作動薬の減薬中止のために何が有用か」については，これまでに多くの研究が行われ，メタ解析としてまとめられている[32]．これによれば，減薬のためのあらゆる介入は有用であり，たとえば表2に示すような方法の有効性が確認されている．この研究結果は，

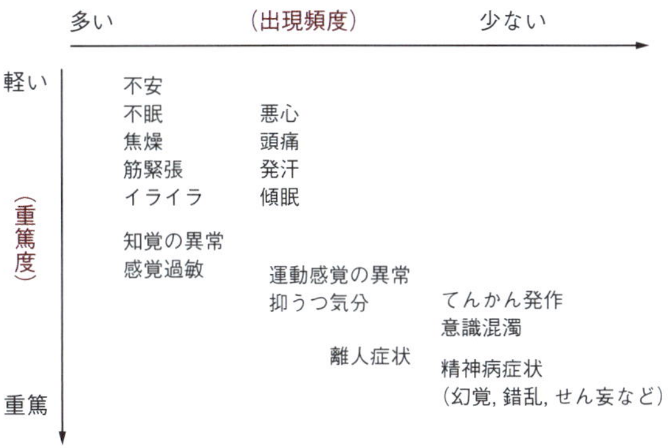

Ⅲ　抗不安薬

```
            多い      （出現頻度）      少ない
   軽い    不安
          不眠       悪心
          焦燥       頭痛
          筋緊張     発汗
          イライラ   傾眠

  （重     知覚の異常
   篤     感覚過敏
   度）             運動感覚の異常
                   抑うつ気分
                                  てんかん発作
                                  意識混濁
                          離人症状 精神病症状
                                  （幻覚,錯乱,せん妄など）
   重篤
```

図9　BZ受容体作動薬の離脱症状
(辻敬一郎, 田島　治：ベンゾジアゼピンの依存と離脱症状. 臨床精神医学 35：1669-1674, 2006 より一部改変)

我々医療者が, 少しでもアクションを起こすことは, 減薬にとって有用であることを示している.

抗不安薬の減薬の際には, 離脱症状に注意し, 離脱症状についてあらかじめ説明すること, 離脱症状を軽減するために減薬には時間をかけることが必要である.

減量や中止の際に問題となるBZ受容体作動薬の離脱症状を頻度と重篤度によって, 分類して, 示したものが図9である[22]. 頻度の多い症状は, 不安, 不眠, 焦燥などである. これらの症状は, BZ受容体作動薬を必要とする症状と酷似しており, 症状のみで離脱を判断することは時として困難である.

症状のみでの判断は難しいため, 経過を踏まえて判断す

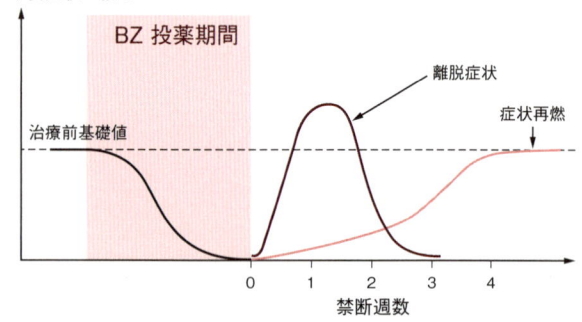

図10 BZ受容体作動薬の離脱後経過模式図
経過を踏まえて離脱を判断するが,それでも症状再燃との区別は困難である.
(石郷岡純:ベンゾジアゼピンと常用量依存.治療学 28:1005-1008, 1994 より一部改変)

る必要がある.図10に,BZ受容体作動薬の,離脱後の経過を模式的に示した[33].BZ受容体作動薬の服薬中止後に生じる症状が,離脱症状であれば,通常は急性に生じ,数週間で軽快する.徐々に生じ,持続するものは,症状の再燃と判断する.しかしながら,離脱がどの程度の期間続くものであるのかは,まだ不明な点も多く,経過を踏まえて判断しても,症状再燃との区別は困難なことがある.

離脱症状の回避のために,BZ受容体作動薬の漸減・中止には時間をかける必要がある.どのような減量速度が良いのかは一概にはいえないが,過去の研究[34〜37]では,2週間から4週間で,総量の4分の1程度を減量する方法や,時間をかけて,数日に1回服用するなどの方法が検討され

━━━ Ⅲ 抗不安薬 ━━━

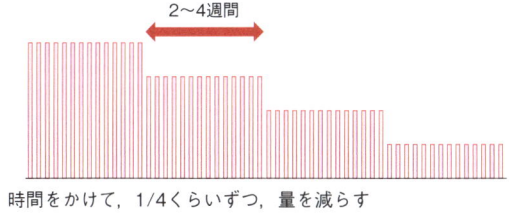

2～4週間

時間をかけて，1/4くらいずつ，量を減らす

時間をかけて，3日に1回～2日1回，数日に1回と，頻度を減らす

図11　BZ受容体作動薬の漸減・中止方法の一例
（東京女子医科大学病院「睡眠薬や抗不安薬を飲んでいる方にご注意いただきたいこと」より）

ている．実臨床においては，これをもっとも速いペースと考えて，ゆっくりと減らすことが良く，症例によっては年単位を要することもある（図11）．

　原疾患の症状と離脱症状に対する，薬物療法以外の対処方法を指導することも有用である．構造化された認知行動療法はもとより，生活リズムを整えること，リラックスのコツを身に付けることなどは，比較的簡単な指導も有用である（表3）．

まとめ

　抗不安薬の多剤併用の要因には，治療の問題，薬物療法の効果についての誤解，依存性の問題がある．BZ受容体

表3 BZ受容体作動薬の離脱症状と原疾患への薬物療法以外の対処法（例）

- ●生活リズムを整える
  - ▶毎日同じ時間に起きる
  - ▶適度な運動を行う
  - ▶刺激物を避ける
- ●リラックスのコツを身につける
  - ▶リラックスのための呼吸方法を身につける
  - ▶リラックスできる音楽や香りを取り入れる
  - ▶ぬるめのお風呂でリラックスする

(東京女子医科大学病院「睡眠薬や抗不安薬を飲んでいる方にご注意いただきたいこと」を参考に作成)

作動薬の依存には，臨床用量依存という，気づかれにくいものもあることに注意が必要である．常に休薬を検討することが望ましく，減量・中止には時間をかけることが成功の秘訣と思われる．そして，原疾患の治療において，薬物療法以外の対処法も検討すべきである．

REFERENCES

1) Asnis GM, Chakraburtty A, DuBoff EA, et al.：Zolpidem for persistent insomnia in SSRI-treated depressed patients. J Clin Psychiatry **60**：668-676, 1999.
2) Langtry HD, Benfield P：Zolpidem. A review of its pharmacodynamic and pharmacokinetic properties and therapeutic potential. Drugs **40**：291-313, 1990.
3) Stranks EK, Crowe SF：The acute cognitive effects of zopiclone, zolpidem, zaleplon, and eszopiclone：A systematic review and meta-analysis. J Clin Exp Neuropsychol **36**：691-700, 2014.
4) Voderholzer U, Riemann D, Hornyak M, et al.：A double-blind, randomized and placebo-controlled study on the polysomnographic withdrawal effects of zopiclone, zolpidem and triazolam in healthy subjects. Eur Arch Psychiatry Clin Neurosci **251**：117-123, 2001.
5) 稲田　健，編：本当にわかる精神科の薬はじめの一歩．羊土社，東京，2013．
6) Costa E, Guidotti A：Molecular mechanisms in the receptor action of benzodiazepines. Annu Rev Pharmacol Toxicol **19**：531-545, 1979.
7) 鈴木映二：向精神薬の多剤処方と薬の相互作用．臨床精神医学 **42**：169-182，2013．
8) Hindmarch I：Cognitive toxicity of pharmacotherapeutic agents used in social anxiety disorder. Int J Clin Pract **63**：1085-1094, 2009.
9) Stewart SA：The effects of benzodiazepines on cognition. J Clin Psychiatry **66**（Suppl 2）：9-13, 2005.
10) Sorock GS, Shimkin EE：Benzodiazepine sedatives and the risk of falling in a community-dwelling elderly cohort. Arch Intern Med **148**：2441-2444, 1988.
11) Woolcott JC, Richardson KJ, Wiens MO, et al.：Meta-analysis of the impact of 9 medication classes on falls in elderly persons. Arch Intern Med **169**：1952-1960, 2009.
12) Ishigooka J, Sugiyama T, Suzuki M, et al.：Survival analytic approach to long-term prescription of benzodiazepine hypnotics. Psychiatry Clin Neurosci **52**：541-545, 1998.
13) Marriott S, Tyrer P：Benzodiazepine dependence. Avoidance and withdrawal. Drug Saf **9**：93-103, 1993.

14) Tyrer P：Risks of dependence on benzodiazepine drugs：the importance of patient selection. BMJ **298**：102, 104-102, 105, 1989.
15) van Hulten R, Teeuw KB, Bakker A, et al.：Initial 3-month usage characteristics predict long-term use of benzodiazepines：an 8-year follow-up. Eur J Clin Pharmacol **58**：689-694, 2003.
16) 早川達郎, 中島常夫, 亀井雄一：【抗不安薬の臨床応用と問題点】Benzodiazepine系抗不安薬の臨床応用と問題点. 臨床精神薬理 **6**：705-711, 2003.
17) 井澤志名野, 早川達郎, 和田 清：各論Ⅳ Benzodiazepine；Benzodiazepine系薬物の使用原則と臨床用量依存の診断と治療. アルコール・薬物関連障害の診断・治療ガイドライン. じほう, 東京, pp207-222, 2003.
18) 村崎光邦：抗不安薬の臨床用量依存. 精神神経誌 **98**：612-621, 1996.
19) 村崎光邦：睡眠薬開発の歴史と展望. 臨床精神薬理 **4**（増刊）：9-23, 2001.
20) 稲田 健：ベンゾジアゼピン常用量依存の治療. 精神科治療学 **28**（増刊）：232-236, 2013.
21) 村崎光邦, 杉山健志, 永澤紀子, ほか：ベンゾジアセピン系薬物の常用量依存について―その3；ベンゾジアセピン系薬物長期服用者の精神運動機能の研究. 厚生省「精神・神経疾患研究委託費」, 薬物依存の発生機序と臨床および治療に関する研究. 平成4年度研究成果報告書, pp155-162, 1993.
22) 辻敬一郎, 田島 治：［ベンゾジアゼピン系薬物の功罪］ベンゾジアゼピンの依存と離脱症状. 臨床精神医学 **35**：1669-1674, 2006.
23) Hallfors DD, Saxe L：The dependence potential of short half-life benzodiazepines：a meta-analysis. Am J Public Health **83**：1300-1304, 1993.
24) O'Connor KP, Marchand A, Belanger L, et al.：Psychological distress and adaptational problems associated with benzodiazepine withdrawal and outcome：a replication. Addict Behav **29**：583-593, 2004.
25) Morgan K, Oswald I：Anxiety caused by a short-life hypnotic. Br Med J (Clin Res Ed) **284**：942, 1982.
26) 稲田 健, 石郷岡純：ベンゾジアゼピン服用患者の依存形成と対処に関する研究. 精神・神経疾患研究開発費「アルコールを含めた物質依存に対する病態解明及び心理社会的治療法の開発

に関する研究」．平成 24 年度研究成果報告書, 2012.
27) Rickels K, Case WG, Downing RW, et al.：Long-term diazepam therapy and clinical outcome. JAMA **250**：767-771, 1983.
28) Rickels K, Case WG, Schweizer EE, et al.：Low-dose dependence in chronic benzodiazepine users：a preliminary report on 119 patients. Psychopharmacol Bull **22**：407-415, 1986.
29) Westra HA, Stewart SH：As-needed use of benzodiazepines in managing clinical anxiety：incidence and implications. Curr Pharm Des **8**：59-74, 2002.
30) 中川敦夫：向精神薬の処方実態に関する国内外の比較研究．厚生労働科学研究費補助金厚生労働科学特別研究事業．平成 22 年度総括・分担研究報告書, 2011.
31) Westra HA, Stewart SH, Conrad BE：Naturalistic manner of benzodiazepine use and cognitive behavioral therapy outcome in panic disorder with agoraphobia. J Anxiety Disord **16**：233-246, 2002.
32) Parr JM, Kavanagh DJ, Cahill L, et al.：Effectiveness of current treatment approaches for benzodiazepine discontinuation：a meta-analysis. Addiction **104**：13-24, 2009.
33) 石郷岡純：ベンゾジアゼピンと常用量依存．治療学 **28**：1005-1008, 1994.
34) Baillargeon L, Landreville P, Verreault R, et al.：Discontinuation of benzodiazepines among older insomniac adults treated with cognitive-behavioural therapy combined with gradual tapering：a randomized trial. CMAJ **169**：1015-1020, 2003.
35) Morin CM, Bastien C, Guay B, et al.：Randomized clinical trial of supervised tapering and cognitive behavior therapy to facilitate benzodiazepine discontinuation in older adults with chronic insomnia. Am J Psychiatry **161**：332-342, 2004.
36) Vicens C, Fiol F, Llobera J, et al.：Withdrawal from long-term benzodiazepine use：randomised trial in family practice. Br J Gen Pract **56**：958-963, 2006.
37) Voshaar RC, Gorgels WJ, Mol AJ, et al.：Tapering off long-term benzodiazepine use with or without group cognitive-behavioural therapy：three-condition, randomised controlled trial. Br J Psychiatry **182**：498-504, 2003.

〈石郷岡純・稲田　健〉

IV 睡眠薬

不眠症（insomnia）とは，適切な時間帯に床で過ごす時間が確保されているにもかかわらず，うまく睡眠をとることができず，このため生活の質の低下が日中にもみられる睡眠障害（sleep disorder）である[1~3]（図1）．一方，不眠（insomnia）という用語は，この診断名としての不眠症を指す場合に使われることがあると同時に，入眠困難，睡眠維持困難，早朝覚醒など夜間に就床しても眠ることができないという症状名として使われる場合があり，世界的に混乱があった．このため，2005年の睡眠障害国際分類第2版（ICSD-2）[1]までは，診断名として不眠症という用語が使用されていたが，その後に作られたDSM-5精神疾患の診断・統計マニュアル[2]（DSM-5）や睡眠障害国際分類第3版[3]（ICSD-3）では不眠障害（insomnia disorder）という用語が使われるようになっている．

本章では，診断名としては不眠症ないし不眠障害を用いた．特にDSM-5やICSD-3の診断システムにおける診断名を特定する場合を除き，不眠症という用語を診断名として用いた．最新の国際的分類[2,3]に合わせ，夜間適切に睡眠をとることができない症状を指す場合には，睡眠困難という用語を用い，症状名としての中途覚醒については，基本的に睡眠維持困難を用いた．さらに，睡眠障害という用語は，睡眠時無呼吸症候群やむずむず脚（レストレスレッグス）症候群などICSD-2やICSD-3，DSM-5の睡眠-覚醒障害群にリストアップされた睡眠に問題を来す疾患を総称する場合に用いた．

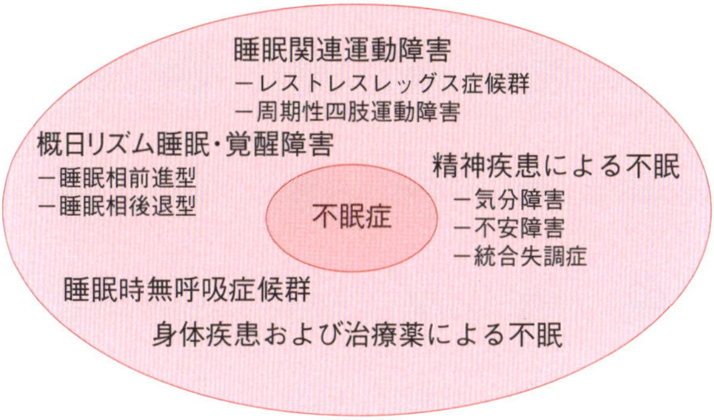

= Ⅳ 睡眠薬 =

図1 不眠(睡眠困難)を呈する睡眠障害

睡眠関連運動障害
　－レストレスレッグス症候群
　－周期性四肢運動障害

概日リズム睡眠・覚醒障害
　－睡眠相前進型
　－睡眠相後退型

精神疾患による不眠
　－気分障害
　－不安障害
　－統合失調症

不眠症

睡眠時無呼吸症候群
身体疾患および治療薬による不眠

この章では,不眠症に対する睡眠薬の使用に関し,睡眠薬が多剤・大量になる要因と薬物療法の実際に焦点を当て解説する.

1 不眠症の治療

(1) 診断

睡眠困難は,さまざまな身体的,心理的,生理学的要因,薬理学的,精神医学的要因により生じ,その原因によって最初に選択すべき介入法や治療法は異なる.はっきりした原因があるにもかかわらず,それを見逃したり,あるいはそれに対処することなく,睡眠薬を投与するだけでは効果が期待できない.さらに,睡眠薬の多剤・大量投与に陥りやす

くなり，背景にある睡眠障害の病態を複雑化させる可能性もある．このため，睡眠困難の背景に存在しうる同定すべき原因や鑑別すべき病態を念頭に置いて，丁寧に問診し，必要に応じ臨床検査を行って適切な診断に努める必要がある．

原発性不眠症以外で，睡眠困難を呈しうる原因あるいは不眠症を併存する頻度が高い要因としては，①身体的な問題，②体内時計のずれ，③精神疾患の3つが重要である．

身体的な問題から睡眠困難を引き起こす代表的睡眠障害としては，むずむず脚症候群（レストレスレッグス症候群：RLS），周期性四肢運動障害（PLMD），睡眠時無呼吸症候群（SAS）の3つが挙げられる（**表1-①**）[4,5]．RLSでは安静状態で下肢の異常感覚が生じるために入眠が妨げられる．原因は不明であるが，さまざまな代謝性疾患，腎疾患，内分泌疾患，神経疾患等に合併し，一般成人の2〜4%と高頻度にみられる．類似の病態としてPLMDがあり，これでは繰り返す四肢の不随意運動により睡眠が妨害される．これもRLSと同等か，やや高い頻度でみられる．また，SASは男性4%，女性2%にみられ，臥床時の上気道の狭窄や閉塞が原因となって，自覚的に睡眠維持困難が生じることがある．これらは比較的高頻度にみられる睡眠障害であるが，睡眠困難以外の症状を自覚していないこともあるため，常にその可能性を念頭に置いた問診が必須である．また，これらの睡眠障害が疑われる場合，終夜睡眠ポリグラフ検査等で客観的に評価することも必要となる．これら以外にもさまざまな身体疾患の症状により睡眠が妨害される．たとえば，気管支喘息は明け方に喘息発作が生じやすいことが知られており，これによる睡眠維持困難や早朝覚醒が起こることがある．アトピー性皮膚炎や疼痛を生じる筋・関節疾患では，夜間のかゆみや疼痛により睡眠が

IV 睡眠薬

表1 睡眠困難を引き起こす代表的睡眠障害

① 身体的な問題による睡眠困難

診断	睡眠困難	原因	頻度*
レストレスレッグス症候群	入眠困難	下肢の異常感覚	2〜4%
周期性四肢運動障害	睡眠維持困難	四肢の不随意運動	RLSより若干多い
睡眠時無呼吸症候群	睡眠維持困難	呼吸障害	男性4% 女性2%
関節疾患や皮膚疾患	入眠困難 睡眠維持困難	痛み，かゆみなど	

② 概日リズム睡眠・覚醒障害　体内時計のずれによる睡眠困難

診断	睡眠困難	原因	頻度*
睡眠相後退型	入眠困難 起床困難	体内時計の遅れ	0.17%（一般） 0.40%（高校生）
睡眠相前進型	覚醒困難（夕〜夜） 早朝覚醒	体内時計の進み	高齢者に多い

(*睡眠障害の診断・治療ガイドライン研究会：睡眠障害の対応と治療ガイドライン（内山　真，編）．じほう，東京，2012 参照)

妨害される[1]．さらに，身体疾患の治療薬（カルシウム拮抗薬，β受容体遮断薬，抗パーキンソン病薬，気管支拡張薬等）が不眠の原因となる場合もあり，問診の際には確認する必要がある[1]．

概日リズム睡眠・覚醒障害では体内時計のずれに基づく睡眠困難を示す[6]（**表1-②**）．睡眠相後退型概日リズム睡眠・覚醒障害は若年者に多く，体内時計の遅れによる睡眠時間帯の遅れを特徴とし，入眠困難と望ましい時刻での覚醒困難が主症状である．睡眠相前進型概日リズム睡眠・覚醒障害は高齢者に多く，体内時計の進みにより睡眠時間帯が早まり，早晩から強い眠気が生じ，夜中から早朝に覚醒し再入眠困難を示す．これらの疾患に対しては，生活指導，高照度

光療法,メラトニン受容体作動薬などが有効であり,ベンゾジアゼピン受容体作動性睡眠薬の効果は限定的である.

精神疾患に伴う場合は,入眠困難,睡眠維持困難,早朝覚醒など多彩な睡眠困難を呈し,原疾患が改善しないと睡眠困難の改善も不十分である.したがって,睡眠薬のみによる治療は補助的な役割しか示さない[7].このため,原則的に原疾患の治療が必須であり,これと平行して睡眠困難を治療する必要がある.睡眠困難が強い場合には,鎮静作用の強い抗精神病薬や抗うつ薬を使用する等の工夫が有効である.SSRI 等の第2世代以降の抗うつ薬では,副作用として睡眠困難を惹起する頻度が高いため[8],使用に際しては注意が必要である.さらに,抗精神病薬,抗うつ薬の副作用として RLS や PLMD 出現の報告もある[9].

うつ病については不眠に対する非薬物療法[10]や適切な睡眠薬の併用[11]が抑うつ症状の改善を促進するというエビデンスがあり,睡眠困難による苦痛に対し治療早期から改善に努めることは有用であると考えられている.うつ病後の残遺性不眠に対する認知行動療法的介入が抑うつ状態改善に役立つことも報告されている[12].ただし,パーソナリティ障害や物質関連障害・嗜癖性障害では,睡眠薬の乱用など不適切な使用に陥りやすい傾向を持つ場合があるため,ベンゾジアゼピン受容体作動性睡眠薬投与を行う際には,このことを考慮し慎重に行う必要がある.

(2) 睡眠時間と総臥床時間の指導

入眠困難や睡眠維持困難などの睡眠困難を訴える患者では,睡眠時間と総臥床時間(夜寝床に入ってから,朝寝床から出るまでの時間)のミスマッチがしばしばみられ,これが睡眠困難を慢性化させていることがある.入眠困難や

睡眠維持困難があると寝床で「横になっていれば少なくとも休息がとれる」,「睡眠が困難な分を臥床時間を延長して補おう」と考えて総臥床時間を長めにする患者が多いが,これはかえって睡眠困難を持続させる原因となる．平均的な睡眠時間を把握したうえで総臥床時間を設定するよう指導することが必要となる[13]．

ミスマッチには加齢に伴う生理的な睡眠時間の短縮に関連するものと，不眠の認知行動療法モデルで解釈される維持因子によるものがある．

1）加齢によるミスマッチ

加齢とともに，睡眠に関する自覚的愁訴は変化する．我が国で行った大規模調査では，中途覚醒が20歳代では男性の10％，女性の17％に認められ，60歳代ではそれぞれ23％・27％であったのに対し，日中の過度の眠気は20歳代ではそれぞれ5％・4％，60歳代では2％・1％であった[12]．加齢とともに，自覚的な日中の眠気の頻度は減少するが，夜間の睡眠への満足度は下がる傾向にある．

日常診療では，睡眠困難を主訴に受診するのは若年者よりも高齢者に多い．この原因として，第一に日中の生活に支障をきたさないにも関わらず夜間の睡眠を過剰に問題視するケースが多いことがある．先に述べたようにDSM-5[2]やICSD-3[3]における不眠障害の定義では，夜間の睡眠困難と日中の問題の両方が必要である．夜間の睡眠困難だけであれば，薬物療法よりも，睡眠環境や総臥床時間の見直しのみでも高い改善効果が見込まれる．第二に，加齢によって夜間の睡眠の問題は程度の差はあれ生理的に起こりうる．総睡眠時間は，加齢に伴って減少する[14]（図2）．このため，若いころと同じように毎日7～8時間眠りたいと患

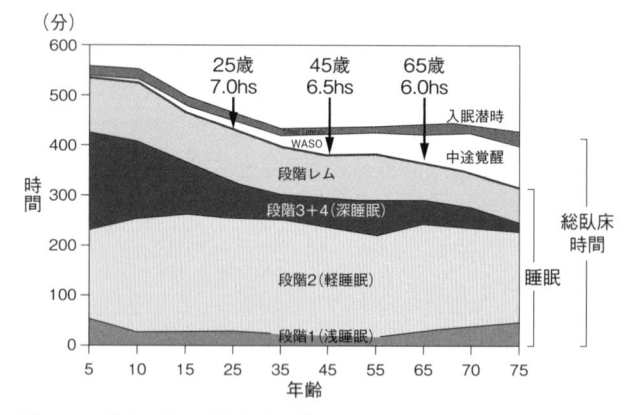

図2 年齢と睡眠時間および総臥床時
65編の終夜睡眠ポリグラフ検査を用いて客観的に夜間睡眠量を調べた研究から、5〜102歳の健常人3577人の睡眠についてまとめたもの。正味の夜間睡眠量は、10代前半では8時間、25歳で約7時間、45歳には約6.5時間、65歳で約6時間と加齢により減少する。脳波的には、加齢により深睡眠が減少し、軽睡眠や浅睡眠が増える。

(Ohayon MM, et al.: Meta-analysis of quantitative sleep parameters from childhood to old age in healthy individuals: developing normative sleep values across the human lifespan. Sleep 27: 1255-1273, 2004 より引用)

者が希望しても、生理的な睡眠要求を超えて長く眠ることはできないため、治療目標としては不適切である。また睡眠構造も加齢とともに変化し、中途覚醒や睡眠維持困難が増加するとともに徐波睡眠（深いノンレム睡眠）時間が減少するため、睡眠の満足度は下がる傾向を示す。

2) 不眠症の慢性化と維持因子

慢性的な不眠症は、加齢による生理的要因や、他の器質的な要因がなくても起こりうる。これを理解するには、Spielmanの慢性不眠症成立モデルが役に立つ[15]。ここでは不眠症の発症から慢性化を準備因子、誘発因子、維持因子という3つの因子を考える。このモデルでは、まず睡眠の

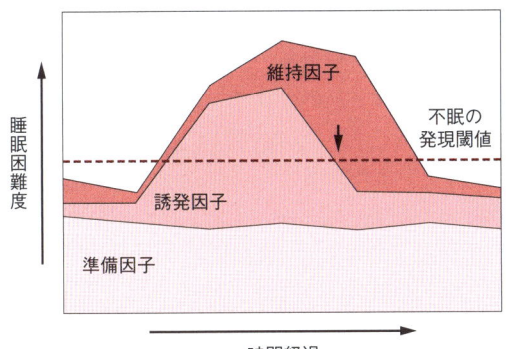

図3 不眠の準備因子，誘発因子，維持因子

不眠症では，眠れないのを補おうとし，早くから就床し，なかなか起床しなくなる．このため，眠りが浅くなり，不眠症をさらに増悪ないし慢性化する．ストレスなどの誘発因子が改善して睡眠困難度（不眠度）が不眠の発現閾値以下になっても，総臥床時間の延長などの維持因子が不眠の発現閾値を上回っていると不眠は続く（↓の部分）．

（Spielman AJ, et al.: A behavioral perspective on insomnia treatment. Psychiatr Clin North Am 10：541-553, 1987 より引用）

困難さについて「睡眠困難度」のような指標を想定し，これが発現閾値を超えると不眠症が成立すると仮定するものである（図3）．

　準備因子がある上に誘発因子が加わることで急性に睡眠困難が生じやすくなる．誘発因子の例としては，身体疾患やそれに伴う痛み，大事な試験が近づいているなどの心理的ストレス，転居や周辺環境の変化などによる夜間騒音への曝露などがある．

　誘発因子は通常長期には続かないか，続いてもそれに対する対処が行われることでいずれは解消に向かうことが多い．しかし，睡眠困難を強く自覚してから始める，誘発因子に対する一見適応的だが長期的には不適切な対処行動が

あると,睡眠困難を慢性化させる維持因子となる.端的な例は,入眠困難のある患者が入眠促進のために用いる寝酒である.睡眠薬代わりの寝酒は,入眠困難を改善することはあっても中途覚醒を増加させ睡眠維持困難の悪化,慢性化を促進する可能性がある.これに加えて,就床時刻を早めたり,起床時間を遅らせることによる必要以上の総臥床時間の延長も,深い睡眠を減少させ,中途覚醒を増加させることで睡眠維持困難をさらに増悪させ,不眠症を慢性化させる要因となる.

患者への指導として,睡眠に問題があるからといって総臥床時間を長くしないこと,また眠れない状態で寝床で長く過ごさず,眠れなければいったん床を離れて強い光などの覚醒刺激を伴わないリラックス行動(読書など)をするように勧める(刺激コントロール法)(**表2**).

(3) 睡眠習慣の指導

睡眠に関する患者の愁訴はさまざまであるが,睡眠の状態を適切にとらえることなく安易に睡眠薬を処方するのは避けるべきである.まずはじめに不眠発症前の就床・起床時間と現在の就床・起床時間との差や,日中の眠気・集中力低下等の日常生活への支障の程度など,患者の睡眠の状態を詳細に把握するとともに,身体疾患・精神疾患や原発性不眠症以外の睡眠障害のスクリーニングを行う.

どのような原因であっても,睡眠困難の訴えを持つすべての患者において睡眠習慣や睡眠環境を含めた睡眠衛生に関してを十分把握し,問題があれば修正を試みるべきである.なぜならば,患者は快適な睡眠を得るためには好ましくない睡眠習慣を自覚なく持ち続け,それによって睡眠に関する愁訴が持続するケースが見られるからである.ま

IV 睡眠薬

表2 認知行動療法的アプローチ

- ●刺激コントロール法
  ：睡眠と寝床を結びつける
  ▶寝床では睡眠以外（読書やテレビ鑑賞）はしない
  　⇒夜中目が覚めたら別室へ
  ▶寝床以外（ソファなど）では睡眠はしない
  　⇒眠くなったら寝床へ
- ●睡眠制限法
  ：長く寝床に入らない

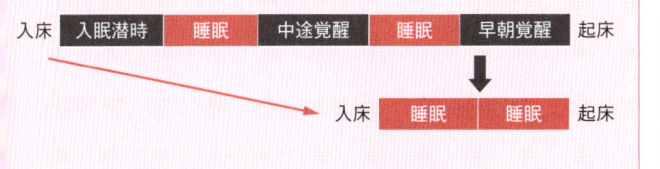

| 入床 | 入眠潜時 | 睡眠 | 中途覚醒 | 睡眠 | 早朝覚醒 | 起床 |

↓

| 入床 | 睡眠 | 睡眠 | 起床 |

▶夜に寝床の中にいる時間を短めに設定

た，薬物療法を行う場合においても，患者の状況に合わせて無理のない範囲で睡眠衛生指導を行えば，より少量の薬物で効果的な治療が可能になり，有害事象が生じる可能性を低下させる効果も期待できるため，睡眠困難の訴えを持つ患者では必ず行うことが推奨される．

睡眠習慣の指導における各項目（**表3**）は，基礎的な睡眠学研究の知見に基づく臨床仮説や，臨床的経験に基づいて作成されている．睡眠習慣のチェックは，患者が自身の睡眠をセルフモニタリングする習慣を養い，これが不眠症の症状改善を促すと考えられている．臨床的にも睡眠習慣の改善は，患者の自覚的睡眠困難の苦痛度を減少させる．

睡眠習慣の指導は，ただ好ましい睡眠の習慣・環境につ

表3 睡眠に関する生活指導

- 昼間の悩みを寝床に持っていかない
  ⇒メモを置いておき,夜中に気になれば書いておく
- 寝床では,音・光はなるべくシャットダウンする
- アラームをセットして夜中には時計を見ない
- 毎朝決まった時間に起きる
- 眠るための飲酒は,夜中に目が覚めやすくなるため,やめるよう指導
- 就床前4時間のカフェイン摂取,就床前1時間の喫煙をさける
- 寝る直前に体温が上がる行動(入浴,熱いものを飲む)はしない

いて知識を与えるのではなく,各患者自身の置かれている状況を考慮し,改善すべき点を患者自身が発見・自覚して,実生活で実行したときにもっともその有効性が高まる.指導項目は原則に忠実に作成されているため,各患者の生活環境や生活習慣に合わせて,柔軟に補正すると実効性が高まる.

たとえば,寝室の音・光環境は,原則できる限り静かで暗いことが望ましいとされ,これに忠実に指導すると部屋を完全に暗くするために場合によってはアイマスクを用いるよう勧め,遮音のために耳栓を使用するよう勧めることになる.しかし,防犯面での不安や,転倒の危険性を抱えている等の理由から,実際に行うことが難しい患者に対しては,完璧な安眠環境を求めるよりも,不安を増強させる

ことによる睡眠への悪影響を考慮し，指導内容を多少緩和することも必要である．これらは，患者の状況によって柔軟に考慮する．

好ましい睡眠環境などに関する生活指導項目を**表3**にまとめた．この中でも特に，眠れないことに対する不安がゆえに，就床後に何度も時計を確認してしまう不眠症患者は非常に多い．床の中で時計を見ることは，夜間早い時間であれば「今寝なければ○時間眠れない」，起床時間が近い時間であれば「あと○時間しかないので早く眠らなければ」という思考が不安を惹起し，過覚醒状態を促進して入眠困難を生じさせるばかりである．こうした患者には，就床前に覚醒時刻に目覚ましをかけて，夜中は一切時計を見ないことを指導すると良い．

繰り返しになるが，ただこれらの項目を教えるだけではなく，改善すべき点を患者自身が発見・自覚して，それを実行することが大事である．そのためには，診察時に次回までに取り組むべき項目を決めて宿題とし，次回の診察時にはその項目を守れたかどうか，またそれによって睡眠がどのように変化したか，積極的に治療者から確認し，理解を促す必要がある．睡眠に関する生活指導をまとめた最新のものとして，厚生労働省による「健康づくりのための睡眠指針2014」がある[16]．睡眠に関する生活指導箋としてダウンロードして利用が可能である．

2 睡眠薬の薬物相互作用

睡眠薬には，①バルビツール酸系，②非バルビツール酸系，③ベンゾジアゼピン受容体作動薬，④メラトニン受容体作動薬，⑤オレキシン受容体拮抗薬があるが，現在の不眠症治療においては，③〜⑤の中から薬剤を選択する．バ

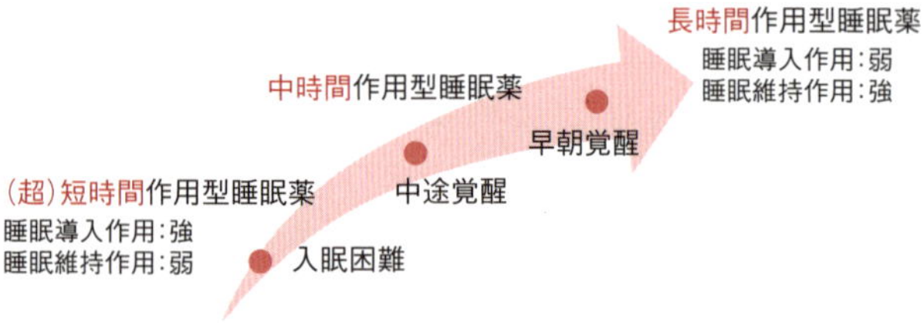

長時間作用型睡眠薬
睡眠導入作用：弱
睡眠維持作用：強

中時間作用型睡眠薬

● 早朝覚醒

（超）短時間作用型睡眠薬　● 中途覚醒
睡眠導入作用：強
睡眠維持作用：弱　● 入眠困難

図4　睡眠困難の特徴に応じたベンゾジアゼピン受容体作動性睡眠薬処方

複数の睡眠困難がある場合（たとえば，入眠障害と早朝覚醒）においても，より苦痛の強い睡眠困難の改善に適した薬剤の単剤投与から開始する．

ルビツール酸系および非バルビツール酸系薬剤は強い催眠作用を有する一方で，呼吸抑制，耐性形成，退薬症状が出現しやすく，致死量が他の薬剤に比し低いことから，現在の不眠症治療においては避けるべきとされている．同様の理由から，抗精神病薬とバルビツール酸の合剤の使用も避けるべきである．

ベンゾジアゼピン受容体作動性睡眠薬には，ベンゾジアゼピンに特有な化学構造をもつベンゾジアゼピン系とこれをもたない非ベンゾジアゼピン系がある．非ベンゾジアゼピン系睡眠薬は，ベンゾジアゼピン系に比べ受容体選択性が高いために，抗不安作用や筋弛緩作用が小さく安全性が高められているが，いずれもGABA神経系を介した大脳皮

IV 睡眠薬

表4 ベンゾジアゼピン受容体作動性睡眠薬の作用時間別分類

作用時間分類	薬剤一般名
超短時間作用型	ゾルピデム・トリアゾラム・ゾピクロン・エスゾピクロン
短時間作用型	ブロチゾラム・リルマザホン・ロルメタゼパム
中時間作用型	ニメタゼパム・フルニトラゼパム・エスタゾラム・ニトラゼパム・クアゼパム
長時間作用型	フルラゼパム・ハロキサゾラム

質全般への鎮静作用により睡眠を促す．これらのベンゾジアゼピン受容体作動性睡眠薬を不眠症に用いる場合には，睡眠困難の特徴に応じて薬剤を選択する（図4）．すなわち，入眠困難には超短時間作用型ないし短時間作用型を，睡眠維持困難に対しては中時間作用型を，早朝覚醒に対しては長時間作用型を選択する．これにより，不要な副作用を軽減し，作用を最大限に活用することで処方量を最小限にとどめることができる．表4にベンゾジアゼピン受容体作動性睡眠薬の作用時間別分類を示す[17]．

3 睡眠薬の多剤併用により生じやすい副作用

現在もっとも多く使われているベンゾジアゼピン受容体

表5 睡眠薬の副作用

> - ●持ち越し効果
>   翌朝以後まで,眠気,精神作業能力低下が出現
>   確保したい睡眠時間に比べ相対的に作用時間の長い薬物が多く用いられた場合
> - ●健忘
>   服薬後から入眠まで,中途覚醒時,翌朝覚醒後の出来事の健忘(前向性健忘)
>   アルコールとの併用,一度入眠した後に覚醒して仕事などをした場合
> - ●反跳現象・退薬症候
>   中止時に著しい不眠,重篤な場合,不安焦燥,振戦,発汗,せん妄
>   作用時間の短い睡眠薬を急激に中断した場合,背景に器質性疾患がある場合
> - ●筋弛緩作用
>   睡眠薬服用後の中途覚醒,起床時などに脱力が出現
>   高齢者では転倒の原因

(梶村尚史:ベンゾジアゼピン受容体作動薬.睡眠障害の対応と治療ガイドライン第2版(睡眠障害の診断・治療ガイドライン研究会,内山 真,編).じほう,東京,pp.106-115,2012を参考に作成)

作動薬の副作用を**表5**にまとめた[17].重要なものとして,持ち越し効果,健忘,退薬症候,筋弛緩作用がある.

4 睡眠薬の適切な使用方法と注意点

複数の睡眠困難(例:入眠困難と早朝覚醒)がある症例において,当初から作用時間の異なる複数のベンゾジアゼピン受容体作動性睡眠薬が処方されることがあるが,このような併用療法の有用性を支持する科学的根拠はない.ベンゾジアゼピン受容体作動性睡眠薬の安易な併用は,副作用リスク,特に依存形成のリスク[18]を高めることから避けるべきである.複数の睡眠困難がある場合でも単剤投与から開始することが望ましく,その際にはもっとも苦痛と

なっている睡眠困難をターゲットに薬剤を選択すると良い.

メラトニン受容体作動薬（ラメルテオン）は，体内時計を介して作用し，深部体温低下や交感神経機能低下など休息に入るための身体的状況を整えることで睡眠を促す薬剤である．GABA神経系を介した直接的鎮静作用を持たないため[19]，ベンゾジアゼピン受容体作動性睡眠薬で問題となる記憶障害，筋弛緩，反跳現象や依存が生じない．催眠作用はベンゾジアゼピン受容体作動性睡眠薬に比べてやや弱いが，高齢者や奇異反応が問題となるような器質性疾患をもつ患者における不眠症には適した薬剤と考えられる．

2014年11月に上市されたオレキシン受容体拮抗薬（スボレキサント）は，覚醒維持に作用する神経系の機能を抑えることで睡眠への移行と睡眠維持を促進する新しいカテゴリーの薬剤である．筋弛緩作用が少なく，認知機能，呼吸機能への影響も少ないことから[20]，ベンゾジアゼピン受容体作動性睡眠薬の副作用が懸念される症例においても安全に使用できる薬剤と考えられる．しかし，臨床応用されるのは本邦が初めてであり，他国での臨床使用実績を参考にすることが当面難しいことから，他の向精神薬との併用を避けるなど，安全性担保のため処方対象や用法を厳守し，適正使用に関するエビデンスをさらに蓄積していく必要がある．

睡眠薬を処方する際には必ず以下の指導を行う．①適切な服薬時刻，就床時刻，起床時刻について具体的に指導する．②就床時刻の直前に服用し，服用したら速やかに就床する．③ベンゾジアゼピン受容体作動薬はアルコールと併用しない．これらの指導を行うことは，睡眠薬の多剤併用を避けるとともに，有害事象の発現リスクを低下させるために重要である．

5 睡眠薬多剤併用からの減剤・減量方法

睡眠薬の減量・休薬開始には，薬物治療により不眠症が十分改善していることが前提となる．特に，睡眠薬を使用している状態で，夜間の睡眠困難が改善していること，および日中のQOLが改善していることが重要である[21]．これらの改善を治療者と患者両方が共有した上で，睡眠薬の減量・休薬を目指すことが，成功に導くためには必要条件となる．表6に，睡眠薬の減量・休薬法についてまとめた．

適切な睡眠薬治療がなされていても睡眠困難の改善が不十分であり，減量・休薬のモチベーションを治療者と共有できない患者はハイリスク患者である．ハイリスク患者の特徴は他に，高齢であること，合併症が存在すること，依存的，受動的，心気的な性格特性，そして強いストレス環境下におかれていることなどが挙げられる[22]．ハイリスク患者においては，減量・休薬に長期間必要であることを理解し，慎重に行う必要がある．

睡眠薬の減量・休薬には，漸減法が有効である．標準的な漸減法では，服用量の25％ずつを，1〜2週間ごとに徐々に減らしていく[23]．睡眠薬減量に対する不安が強い場合や反跳性不眠が出現した場合には，減量スピードを遅めたり，場合によっては一段階投薬量を戻すことも検討すべきである．そして，睡眠薬が十分に減量できたら，睡眠薬の投与を1日おきに行う隔日投与法を併用することも有効である[21,24]．

睡眠薬の減量にあたって，適正な睡眠習慣を持っているか再度確認する必要がある．極端に早い時刻から就床・消灯していないか，総臥床時間が年齢相応の生理的な睡眠時間を超えていないか確認する．就床時刻と離床時間を指導して，

表6 睡眠薬の減量・休薬法

- 現在服用中の薬剤数・薬剤投与量を徐々に減量
- 睡眠習慣の適正化と平行して行う
  - 就床時刻適正化,総臥床時間短縮適正化
- 急な減量・休薬に注意
  - 反跳性不眠,動悸,不安感等を引き起こすことがある
  - 休薬は十分減量してから行う
  - 心理的サポートはすべての段階で必要
- 一部の患者では治療に時間が必要

(Morin CM, Benca R:Chronic insomnia. Lancet 379:1129-1141, 2012 より引用)

床の中で過ごす時間を成人なら7時間弱,高齢者なら6~7時間程度に適正化しながら減量を行うことが重要である.

ベンゾジアゼピン受容体作動性睡眠薬の長期服用後に減量する際には,多くの患者で離脱症状が出現する.ベンゾジアゼピン受容体作動性睡眠薬の離脱症状には反跳性不眠,自律神経症状,不安症状等がみられるが,多くは短期間で消失する[25].慎重に減量することでこれらの症状は軽微,短期間に抑えられるが,認知行動療法の併用や,心理的サポートを行うことで,減量・休薬の成功率を上げることができる[26].

睡眠薬の休薬を行う際には,減量が成功していても完全休薬に移行する段階で挫折する場合が多い.とりわけ不安

傾向が強い患者や高齢女性，アルコール摂取習慣を持つ者では，休薬が難しいとされている[27]．これには，睡眠時間の指導や睡眠習慣の指導を徹底し，加齢に伴う非病的な睡眠変化（総睡眠時間短縮・中途覚醒・早朝覚醒）や覚醒促進的な生活習慣・認知行動を改善することが極めて重要である．

睡眠薬投与にあたっては，睡眠薬の休薬を視野に入れた投与計画を具体的にたて，有効性をきめ細やかに評価しながら治療を進めることが極めて重要である．長期投与されている患者であっても，定期的に治療評価を行うことは，減量・休薬の可能性を高めることにつながる．表7に投与計画の重要性についてまとめた．睡眠薬の有効性を評価するためには一定の投与維持期間が必要であり[21]，短期間での投与量・薬剤数の増減は，睡眠薬乱用や依存形成の危険性を高めるため注意が必要である[22,28]．

望ましくは，治療初期より睡眠薬治療のゴールを設定し，休薬を見据えた治療導入を心がけるべきである．睡眠薬治療のゴールとは，夜間の睡眠困難と日中のQOL障害の両者の改善（寛解）が得られることであり，これらの症状が改善後一定期間（少なくとも4～8週間程度）増悪や再燃が無いことを確認した後，減量・休薬を開始する[21]．

まとめ

睡眠薬投与期間中は病状および薬効を定期的にモニタリング，再評価し，漫然とした長期投与は避けるべきである．長期投薬中であっても，睡眠の状態および患者の身体的・心理的条件は変化するため，適切かつ必要最少量での治療を常に心がける必要がある．睡眠薬を使用する際にはこうした治療努力を怠ると，長期投与が増え，依存のリスクが高まり，減量・休薬が困難な症例を増やす原因となる[21,24]．

表7 投与計画の重要性

- 有効性評価には一定の投与維持期間が必要
  - 短期間での増量・加剤は依存の危険性を高める
- 治療のゴールを設定する
  - 睡眠困難と日中の機能障害,両者の改善(寛解)が得られ,一定期間が過ぎたら,減量・休薬の検討
- 投与期間中は病状および薬効をモニタリング,再評価
  - 長期服用は依存のリスクを高める[*]

(*睡眠薬の適正使用及び中止のための診療ガイドラインに関する研究班:睡眠薬の適正使用・休薬ガイドライン(三島和夫,編). じほう,東京,2014 参照)

REFERENCES

1) 日本睡眠学会診断分類委員会,訳:不眠症,睡眠障害国際分類第2版. 医学書院,東京,pp.1-33,2010.
2) 高橋三郎,大野 裕,監訳:DSM-5精神疾患の診断・統計マニュアル. 医学書院,東京,pp.355-414,2014. (American Psychiatric Association: Diagnostic and statistical Manual of Mental Disorders, Fifth edition. Arlington, VA, American Psychiatric Association, 2013.)
3) American Academy of Sleep Medicine: Insomnia due to Medical Condition. International Classification of Sleep Disorders 3rd ed. pp.19-48, 2014.
4) 古田壽一:睡眠関連呼吸障害群. 睡眠障害の対応と治療ガイドライン(睡眠障害の診断・治療ガイドライン研究会,内山 真,編). じほう,東京,pp.213-222,2012.
5) 井上雄一:レストレスレッグス症候群と周期性四肢運動障害. 睡

眠障害の対応と治療ガイドライン（睡眠障害の診断・治療ガイドライン研究会, 内山　真, 編). じほう, 東京, pp. 223-230, 2012.
6) 日本睡眠学会診断分類委員会, 訳：概日リズム睡眠障害群, 睡眠障害国際分類第2版. 医学書院, 東京, pp.119-139, 2010.
7) Lemmer B：The sleep-wake cycle and sleeping pills. Physiol Behav **90**：285-293, 2007.
8) Krystal AD, Thase ME, Tucker VL, et al.：Bupropion HCL and sleep in patients with depression. Clin Psych Rev Current Psychiatry Reviews **3**：123-128, 2007.
9) Hoque R, Chesson AL Jr：Pharmacologically induced/exacerbated restless legs syndrome, periodic limb movements of sleep, and REM behavior disorder/REM sleep without atonia：literature review, qualitative scoring, and comparative analysis. J Clin Sleep Med **6**：79-83, 2010.
10) Manber R, Edinger JD, Gress JL, et al.：Cognitive behavioral therapy for insomnia enhances depression outcome in patients with comorbid major depressive disorder and insomnia. Sleep **31**：489-495, 2008.
11) Fava M, McCall WV, Krystal A, et al.：Eszopiclone co-administered with fluoxetine in patients with insomnia coexisting with major depressive disorder. Biol Psychiatry **59**：1052-1060, 2006.
12) Watanabe N, Furukawa TA, Shimodera S, et al.：Brief behavioral therapy for refractory insomnia in residual depression：an assessor-blind, randomized controlled trial. The Journal of clinical psychiatry **72**：1651-1658, 2011.
13) Kaneita Y, Ohida T, Uchiyama M, et al.：Excessive daytime sleepiness among the Japanese general population. Journal of epidemiology/Japan Epidemiological Association **15**：1-8, 2005.
14) Ohayon MM, Carskadon MA, Guilleminault C, et al.：Meta-analysis of quantitative sleep parameters from childhood to old age in healthy individuals：developing normative sleep values across the human lifespan. Sleep **27**：1255-1273, 2004.
15) Spielman AJ, Caruso LS, Glovinsky PB：A behavioral perspective on insomnia treatment. Psychiatr Clin North Am **10**：541-553, 1987.
16) 健康づくりのための睡眠指針の改定に関する検討会委員：健康づくりのための睡眠指針 2014. 厚生労働省健康局, 2014.
http://www.mhlw.go.jp/file/04-Houdouhappyou-10904750-Kenkoukyoku-Gantaisakukenkouzoushinka/0000042751.pdf

17) 梶村尚史：ベンゾジアゼピン受容体作動薬．睡眠障害の対応と治療ガイドライン第2版（睡眠障害の診断・治療ガイドライン研究会, 内山　真, 編）．じほう, 東京, pp.106-115, 2012.

18) de las Cuevas C, Sanz E, de la Fuente J：Benzodiazepines：more "behavioural" addiction than dependence. Psychopharmacology **167**：297-303, 2003.

19) Kato K, Hirai K, Nishiyama K, et al.：Neurochemical properties of ramelteon (TAK-375), a selective MT1/MT2 receptor agonist. Neuropharmacology **48**：301-310, 2005.

20) 内村直尚, 戸田康夫：Suvorexantの有効性と安全性．睡眠医療 **8** (suppl)：515-521, 2014.

21) 睡眠薬の適正使用及び中止のための診療ガイドラインに関する研究班：睡眠薬の適正使用・休薬ガイドライン（三島和夫, 編）．じほう, 東京, pp.154-169, 2014.

22) Roehrs T, Roth T：Insomnia Pharmacotherapy. Neurotherapeutics **9**：728-738, 2012.

23) Morin CM, Bastien C, Guay B, et al.：Randomized clinical trial of supervised tapering and cognitive behavior therapy to facilitate benzodiazepine discontinuation in older adults with chronic insomnia. Am J Psychiatry **161**：332-342, 2004.

24) Vicens C, Fiol F, Llobera J, et al.：Withdrawal from long-term benzodiazepine use：randomised trial in family practice. Br J Gen Pract **56**：958-963, 2006.

25) Walsh JK, Krystal AD, Amato DA, et al.：Nightly treatment of primary insomnia with eszopiclone for six months：effect on sleep, quality of life, and work limitations. Sleep **30**：959-968, 2007.

26) Bashir K, King M, Ashworth M：Controlled evaluation of brief intervention by general practitioners to reduce chronic use of benzodiazepines. Br J Gen Pract **44**：408-412, 1994.

27) O'Connor K, Marchand A, Brousseau L, et al.：Cognitive-behavioural, pharmacological and psychosocial predictors of outcome during tapered discontinuation of benzodiazepine. Clin Psychol Psychother **15**：1-14, 2008.

28) Morin CM, Benca R：Chronic insomnia. Lancet **379**：1129-1141, 2012.

（栗山健一・渡辺範雄・鈴木正泰・内山　真）

V 抗うつ薬

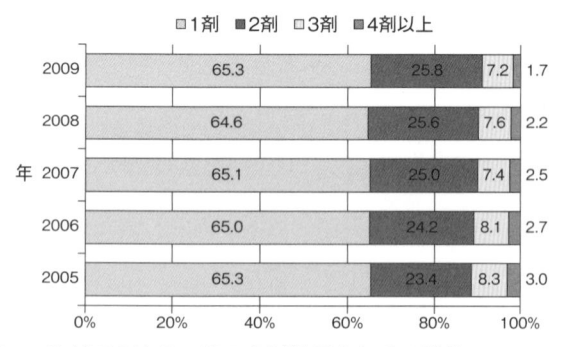

□1剤 ■2剤 □3剤 ■4剤以上

年	1剤	2剤	3剤	4剤以上
2009	65.3	25.8	7.2	1.7
2008	64.6	25.6	7.6	2.2
2007	65.1	25.0	7.4	2.5
2006	65.0	24.2	8.1	2.7
2005	65.3	23.4	8.3	3.0

図1 我が国の抗うつ薬の多剤併用率とその推移
2005年から2009年における約33万名分の大規模診療報酬データを用いた処方調査
(平成22年度厚生労働科学研究費補助金 特別研究事業「診療報酬データを用いた向精神薬処方に関する実態研究調査」(分担研究者:三島和夫))

1 うつ病の薬物療法の実際

(1) 日本における抗うつ薬の多剤併用の現状と推測される背景

平成22年に三島らが行った処方実態調査では,抗うつ薬の多剤併用率は平成21年度で35%と報告されている.そのうち,2剤併用が26%,3剤で7%,4剤は2%となっている[1](図1).

多剤併用となる背景については,併用療法の有効性が高いとする誤解や,副作用や相互作用に対する過小評価や認識の不足,変薬過程で切り替えがうまくいかずに結果的に併用となることなどが挙げられる.また,不適切な有効性

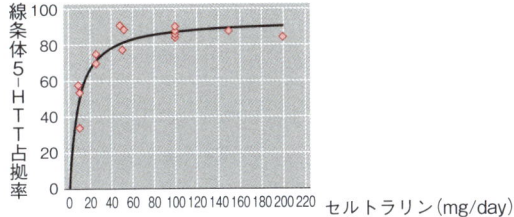

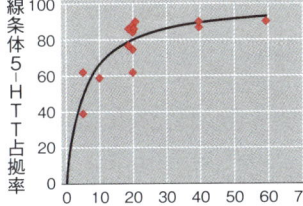

Ⅴ 抗うつ薬

図2　抗うつ薬の用量と受容体占拠率の関係

抗うつ薬であるセルトラリンとパロキセチンの用量と，線条体におけるセロトニントランスポータの占拠率との関係を，PETスキャンを用いて算出した図である．線形の関係ではなく，一定の抗うつ薬の用量を越えるとプラトーに達するのがわかる．(Meyer JH, et al.: Serotonin transporter occupancy of five selective serotonin reuptake inhibitors at different doses : an [11C] DASB positron emission tomography study. Am J Psychiatry 161 : 826-835, 2004 より引用)

評価によって薬剤の有効性が乏しいと判断してしまうため，治療抵抗性と誤って判断され，単剤使用できる薬剤がなくなり併用にいたってしまう場合も少なくないと推測される．

そこで本稿では，併用療法の有効性や副作用，相互作用，減薬の方法，そして多剤併用を防止するための適切な多剤併用の方法を紹介する．なお，うつ病治療において併用療法の他，抗うつ薬とは異なる種類の向精神薬（抗精神病薬や気分安定薬など）や甲状腺ホルモン，ドパミンアゴニストなどを抗うつ薬に追加して使用する増強療法も選択肢に挙げられる．難治症例においては考慮されるべきであるが，本稿では本書の主旨に合わせ，抗うつ薬同士の併用についてのみ記載する．

表1 抗うつ薬の各種受容体に対する結合親和性

抗うつ薬分類	NaSSA	四環系
薬物名	ミルタザピン	ミアンセリン
トランスポーター		
セロトニン	×	×
ノルアドレナリン	×	○
受容体		
アドレナリン		
α_1	△	○
α_2	○	○
セロトニン		
5-HT$_{1A}$	×	△
5-HT$_{2A}$	○	◎
5-HT$_{2C}$	○	◎
5-HT$_3$	◎[a]	○
ヒスタミン H$_1$	◎	●
ムスカリン性アセチルコリン	△	
ドパミン受容体		
D$_1$	×	×
D$_2$	×	×
反復投与時の半減期(約_時間)	23	18[1]

おおよそのKi値より分類 ●:1未満(非常に強い), ◎:1~10(強い), ○:11~100(やや強い), △:101~1000(弱い), ×:1001以上(ほとんど無し)
[1]反復投与時情報なし, [2]アミトリプチリン, 活性代謝物ノルトリプチリン含む.
[3]パロキセチンCR錠も同じ, [4]CYP2C19poor metabolizer(日本人で19~23%)は58時間

(2) 併用療法の有効性について
1) 作用機序から見た併用療法の有効性

抗うつ薬の有効性は,モノアミン仮説によって支持されることがほとんどである.そのため,同じ機序に基づいた有効性を有する薬剤を複数使用することには,理論上の疑問符がつく.Well-loftと呼ばれるSSRI(選択的セロトニン再取り込み阻害薬)とNDRI(ノルアドレナリン・ドパミン再取り込み阻害薬)の併用や,California rocket fuelと呼ばれるSNRI(セロトニン・ノルアドレナリン再取り込み阻害薬)とミルタザピンの併用など,合理的だといわれる抗うつ薬同士の併用についても,複数の前提が積み重なった上で成立する理論であることを忘れてはならない.

= V 抗うつ薬 =

その他	三環系		
トラゾドン	アミトリプチリン	クロミプラミン	アモキサピン
×	○	●	○ e
×	○	○	○ e
○	◎	○	△ e
△	△	×	△ e
△	△	×	－
○	○	○	● e
△	◎	○	◎ e
×	－	－	－
△	●	◎ d	○ e
×	○	● d	△ e
×	○	△	－
×	×	○	○ e
9	30 [1,2]	21 [1]	8 [1]

a-e 以外の Ki 値は PDSP Ki Database (National Institute of Mental Health Psychoactive Drug Screening Program の提供, http://pdsp.med.unc.edu) より
a de Boer T. J Clin Psychiatry, 57 (Suppl 4) : 19-25, 1996. **b** Mochizuki D, et al. Psychopharmacology (Berl), 162 : 323-332, 2002.
c エスシタロプラムインタビューフォームより. **d** Cusack B, et al. Psychopharmacology (Berl), 114 : 559-565, 1994. **e** http://drugable.com より.
(加藤正樹, ほか：抗うつ薬のメタアナリシスの解釈と限界. 臨床精神薬理 13：2245-2252, 2010)

　図2は, PETを用いた研究結果であり, 抗うつ薬の用量増加に伴い, 線条体におけるセロトニントランスポーターの占拠率は増加していく[2]. しかし, 線形の関係ではなく, 一定の用量を超えると占拠率はプラトーに近くなる. シナプス間隙のモノアミンを増やすという観点からみれば, 表1のように各抗うつ薬はセロトニンないしはノルアドレナリンに関連した受容体への結合が中心であり, 併用することの意義を説明することは困難である[3].

2) 臨床試験から見た併用療法の有効性
　臨床試験で併用療法の有効性を検証した報告は複数存在し, 治療開始ないしは切り替えで併用療法を用いている.

表1（続き） 抗うつ薬の各種受容体に対する結合親和性

抗うつ薬分類	SSRI	
薬物名	フルボキサミン	パロキセチン
トランスポーター		
セロトニン	◎	●
ノルアドレナリン	△	○
受容体		
アドレナリン		
α_1	×	×
α_2	×	×
セロトニン		
5-HT$_{1A}$	×	×
5-HT$_{2A}$	×	×
5-HT$_{2C}$	×	×
5-HT$_3$	−	×
ヒスタミンH$_1$	×	×
ムスカリン性アセチルコリン	×	△
ドパミン受容体		
D$_1$	×	×
D$_2$	×	×
反復投与時の半減期（約_時間）	11	15-23[3]

おおよそのKi値より分類 ●；1未満（非常に強い），◎；1～10（強い），○；11～100（やや強い），△；101～1000（弱い），×；1001以上（ほとんど無し）
[1]反復投与時情報なし，[2]アミトリプチリン，活性代謝物ノルトリプチリン含む．
[3]パロキセチンCR錠も同じ．[4]CYP2C19poor metabolizer（日本人で19-23%）は58時間

治療開始時からの単剤治療群と併用療法群との比較検討試験としては，次のような試験が挙げられる．まず，Maesら[4]はfluoxetine（FLX）群と，FLXとミアンセリンの併用療法群，FLXとピンドロールの併用療法群を比較した．Blierら[5]は，パロキセチン（PAX）群とミルタザピン（MRT）群，そしてPAXとMRTの併用療法群とを比較した．同様に，Blierら[6]はFLX群と，FLXとMRT併用療法群，venlafaxineとMRT併用療法群，bupropionとMRT併用療法群のそれぞれを比較している．上記については，抗うつ薬の併用療法が他の群と比べて有効性は同等もしくは上回ると判断され，すなわち抗うつ薬の併用療法を支持する結果となっている．しかしながら，それらの結果を受

SSRI		SNRI	
セルトラリン	エスシタロプラム	ミルナシプラン	デュロキセチン
●	◎	○	●
△	×	○	◎
△	×	×[b]	×
×	×[c]	×[b]	×
×	×[c]	×[b]	×
×	×[c]	×[b]	△
−	×	−	△
	×[c]	−	−
×	×	×[b]	×
×	×	×[b]	×
×	×[c]	×[b]	×
×	×[c]	×[b]	×
23	38/58[a]	8	13

a-e 以外の Ki 値は PDSP Ki Database (National Institute of Mental Health Psychoactive Drug Screening Program の提供, http://pdsp.med.unc.edu) より
[a] de Boer T. J Clin Psychiatry, 57(Suppl 4) : 19-25, 1996. [b] Mochizuki D, et al. Psychopharmacology (Berl), 162 : 323-332, 2002.
[c] エスシタロプラムインタビューフォームより. [d] Cusack B, et al. Psychopharmacology(Berl), 114 : 559-565, 1994. [e] http://drugable.com より.
(加藤正樹, ほか:抗うつ薬のメタアナリシスの解釈と限界. 臨床精神薬理 13:2245-2252, 2010)

けて大規模に行われた CO-MED 研究[7]においては, エスシタロプラム (ESC) 群と, ESC と bupropion 併用療法群, venlafaxine と MRT 併用療法群との比較では有効性に有意な差は認めなかった. そのため, 現時点では併用療法が単剤治療と比べて有効性が高い, と結論づけるまでの十分な報告には乏しいことがわかる.

一方, 単剤から他剤への切り替え群と, 単剤から併用療法に移行した群との比較検討試験も行われている. Ferreri ら[8]の報告では, FLX で開始しミアンセリンを併用した群と, ミアンセリンへ切り替えた群, FLX を継続した群の 3 群を比較検討しているが, 切り替え群と併用群で有意差は認めなかった. この研究は初回薬剤 (この場合 FLX)

表2 抗うつ薬のP糖タンパク阻害作用

強い	セルトラリン パロキセチン デスメチルセルトラリン （セルトラリンの代謝産物）
中程度	フルボキサミン
弱い	エスシタロプラム 三環系抗うつ薬 トラゾドン

(加藤隆一監修,鈴木映二著:向精神薬の薬物動態学—基礎から臨床まで—.星和書店,東京,2013より一部改変)

で6週間十分な治療を行っても反応しなかった104名をランダム化する際に,追加薬剤（ミアンセリン）単剤のアームが設定されており,スイッチング効果を考察することができるという点において,追加薬剤（MRT）単剤のアームがなくスイッチング効果を否定できない Carpenter ら[9]の報告と比べるとより厳密なプロトコルで実施されたこととなる.また,大規模オープン試験であり,実臨床に近いデザインで行われた STAR*D 研究においても,venlafaxine と MRT の併用群は他の群と比較して有効性に有意な差は得られなかった[10].これらの結果から,併用療法が単剤療法より優れていると結論づけるには,少なくとも現時点では根拠に乏しい.

= Ⅴ 抗うつ薬 =

表3 抗うつ薬が阻害するCYPサブタイプ

代謝酵素	エスシタロプラム	セルトラリン	デュロキセチン	パロキセチン	フルボキサミン	ミルタザピン	ミルナシプラン	三環系
CYP1A2					■			
CYP2B6								
CYP2C9								
CYP2C19								
CYP2D6				■				
CYP3A4								

各薬がそれぞれCYPのサブタイプをどの程度阻害するかを示した表である.赤で記されたパロキセチンのCYP2D6とフルボキサミンのCYP1A2が特に阻害作用が強いことを意味する.
(加藤隆一監修,鈴木映二著:向精神薬の薬物動態学—基礎から臨床まで—.星和書店,東京,2013より一部改変)

このように,併用療法に関しては,作用機序の観点からも報告された臨床試験からも,その有効性には疑問符がつくこととなる.ただし容認論も一部にあることは付け加えておきたい[11,12].

2 抗うつ薬の薬物相互作用

抗うつ薬の多剤併用を論じる場合,相互作用を避けて通ることはできない.すでに総論で概要については述べられているが,抗うつ薬ではP糖タンパクとCYPが主に問題となる.

抗うつ薬はP糖タンパクの阻害作用を有するものが多く,まだ未解明な部分も多いが表2のように考えられてい

表4 CYP サブタイプと基質になる抗うつ薬

	抗うつ薬
1A2	三環系抗うつ薬,デュロキセチン,フルボキサミン,ミルタザピン,ミアンセリン
2C8	三環系抗うつ薬
2C19	シタロプラム,セルトラリン,三環系抗うつ薬
2D6	アミトリプチリン,イミプラミン,クロミプラミン,シタロプラム,セルトラリン,トラゾドン,ノルトリプチリン,パロキセチン,フルボキサミン,マプロチリン,ミアンセリン,ミルタザピン
3A4	アミトリプチリン,イミプラミン,セルトラリン,ミルタザピン

各薬が CYP のどのサブタイプで代謝されるか,すなわち基質であるかを示した一覧である.2D6 で代謝される抗うつ薬が多いことがわかる.
(加藤隆一監修,鈴木映二著:向精神薬の薬物動態学—基礎から臨床まで—.星和書店,東京,2013より一部改変)

る[13].抗うつ薬によって薬が脳から排出されることが妨げられ,それによって予想される効果よりも強い中枢作用が出現する可能性がある.

また,抗うつ薬は CYP の阻害作用を有するものが多く,表3に示したように特にパロキセチンでは CYP 2D6(2D6)を,フルボキサミンでは CYP 1A2(1A2)を強く阻害する.また,抗うつ薬は 2D6 の基質(2D6 で代謝される)であるものが多い(表4).そのため,抗うつ薬同士の併用は,CYP 阻害作用や 2D6 の基質同士による競合などのメカニズムにより,表5に示すように相互の血中濃度を高める可能性が高い.たとえばデュロキセチン(1A2 の基質)とフルボキサミン(1A2 の阻害薬)の併用によってデュロ

V 抗うつ薬

表5 他の抗うつ薬の血中濃度への影響

	エスシタロプラム	セルトラリン	デュロキセチン	パロキセチン	フルボキサミン	ミルタザピン	ミルナシプラン	TCA
エスシタロプラム		↑		↑	↑	↑		↑↑
セルトラリン	↑↑		↑	↑	↑	↑↑		↑↑
デュロキセチン	↑			↑	↑	↑		↑↑
パロキセチン	↑↑	↑↑	↑↑		↑↑	↑↑		↑↑
フルボキサミン	↑↑	↑↑	↑↑	↑↑		↑↑		↑↑
ミルタザピン	↑↑							↑
ミルナシプラン								
TCA	↑↑	↑↑	↑	↑	↑	↑		↑↑

同士の相互作用を確認した一覧である.「影響する薬」とは,その薬が相手の血中濃度をどの程度変化させるかを示している. たとえば「影響する薬」でパロキセチンやフルボキサミンの行をみると,さまざまな薬の血中濃度を上昇させていることがわかる.
(加藤隆一監修, 鈴木映二著:向精神薬の薬物動態学—基礎から臨床まで—. 星和書店, 東京, 2013より一部改変)

キセチンの血中濃度は増加することとなり, AUCは5.6倍にもなると報告されている[14]. さらに三環系抗うつ薬と, CYP2D6を阻害するSSRIとの併用で,三環系抗うつ薬の血中濃度は上昇し,中毒域に達しやすくなる危険性が示唆されている[15].

このように,薬は他の薬の排出や代謝を妨げることがあるため,併用療法では単剤治療に比べて臨床効果を予想しにくくし,場合によってはリスクを伴うといえる. CYPだけに関しても,各抗うつ薬がどのサブタイプの基質であり阻害作用を有するかを把握しておくことは現実的には困難であり,さらに2剤のみならず3剤以上となった場合にはそれぞれがどのように影響し合うかを予測することはさら

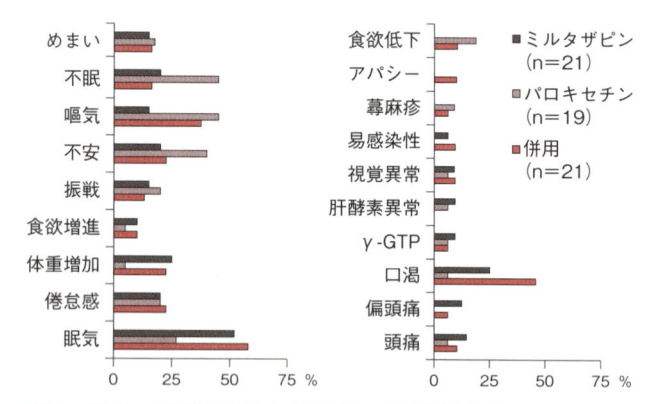

図3 抗うつ薬単剤療法と併用療法の副作用比較

うつ病患者61名に対してミルタザピン30 mg, パロキセチン20 mg, 両薬剤の併用群に割り付け, 6週間の有効性・副作用を検討した試験. 併用群のほうがアパシー, 眠気, 口渇が多いことがわかる.
(Blier P, et al.: Mirtazapine and paroxetine in major depression: a comparison of monotherapy versus their combination from treatment initiation. Eur Neuropsychopharmacol 19: 457-465, 2009 より引用)

に難しくなる.

3 抗うつ薬の多剤併用により生じやすい副作用

　併用療法のデメリットという点では, 副作用の増加というリスクが考えられる. 図3は, Blierらが行った, 6週間のミルタザピン単剤 (30 mg/day), パロキセチン単剤 (20 mg/day), 両薬剤併用の三群比較であり[5], 併用した場合のほうが眠気やアパシー, 口渇などの副作用が多かったと報告されている. 併用によって出現ないし増加する可能性がある副作用というのは, 三環系抗うつ薬であれば口渇や心電図上のQT延長, めまい, てんかん発作, せん妄などが, ミルタザピンでは体重増加や口渇, 眠気など, ミアン

= Ⅴ 抗うつ薬 =

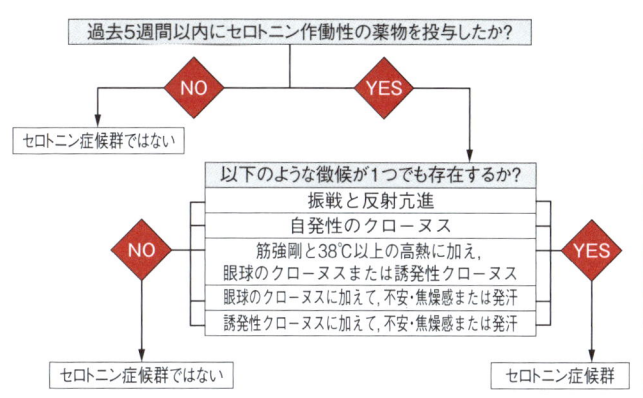

```
過去5週間以内にセロトニン作働性の薬物を投与したか？
├─ NO → セロトニン症候群ではない
└─ YES →
    以下のような徴候が1つでも存在するか？
    ・振戦と反射亢進
    ・自発性のクローヌス
    ・筋強剛と38℃以上の高熱に加え、眼球のクローヌスまたは誘発性クローヌス
    ・眼球のクローヌスに加えて、不安・焦燥感または発汗
    ・誘発性クローヌスに加えて、不安・焦燥感または発汗
    ├─ NO → セロトニン症候群ではない
    └─ YES → セロトニン症候群
```

図4 セロトニン症候群診断のアルゴリズム
(Boyer EW, et al.: The serotonin syndrome. N Engl J Med 352:1112-1120, 2005より引用)

ゼリンでは眠気、さらには種類を問わず併用全体でセロトニン症候群の危険性が上がることとなる。セロトニン症候群によって重篤な身体状態に至ることがあるため、注意しなければならない事象の一つである。図4のアルゴリズムが診断ならびにスクリーニングには有用である[16]。

抗うつ薬の副作用は、事象そのものが患者に負担を与えることとなり、また治療脱落の原因となりうる。Rushら[7]、665名の外来患者を、SSRI単剤、NDRI（ノルアドレナリン・ドパミン再取り込み阻害薬：Bupropion）とSSRIの併用群、SNRIとNaSSAの併用群の3群に割り付け、副作用の負荷について調べている。その結果、副作用が軽症以下であった割合はそれぞれ70.4%、61.4%、50.0%であ

表6 治療反応が不十分と判断して薬剤変更する前に考慮すべきこと

- ●抗うつ薬を使用すべき患者であるか
  - ▶診断が正しいか（特に双極性障害の可能性はないか）
  - ▶併存疾患や身体状況が影響をしていないか
- ●服薬アドヒアランスは良好か
  - ▶副作用が発現していないか
  - ▶治療関係は良好か
- ●心理社会的な要因が強く影響していないか
- ●薬剤の用量・用法・投与期間は適切か

り，SNRIとNaSSAの併用群と比べてSSRI単剤は有意に副作用の負担が少ないことが報告されている．さらに，Lopes Rochaら[17]は，初回治療に十分な反応が得られなかった患者を対象とした併用研究のレビューを行っており，結論の中で2剤併用のほうが単剤と比べて副作用による脱落が多いことを指摘している．

また，併用療法のデメリットという観点では，死亡率の増加も指摘されている．Cheetaら[18]の報告によれば，SSRIを使用した場合は100万処方あたりの死亡者数は2と低い死亡率を示したが，その少ない死亡者の内訳をみてみると，他の種類の抗うつ薬，たとえばSNRIや三環系抗うつ薬などを併用した患者が90％と大多数を占めることがわ

かる．背景には過量服薬時の致死性の増加がもっとも疑われるが，いずれにしてもリスクの増加であるといえる．

　すなわち，併用療法によって副作用が増加し，結果として患者にとっての負担も大きくなり，治療脱落も増加することとなる．また死亡率も増加する可能性があり，これらの観点からも併用療法を支持する根拠が薄れることとなる．

4　抗うつ薬の適切な使用方法と注意点

　多剤併用を防止するためには，当然のことだが治療当初から安易に併用療法を行わずに単剤で行っていく「単剤主義」が推奨される．さらに，治療反応が不十分だと判断して変薬する前に，**表6**に列挙した点を再度検討する必要がある．診断など抗うつ薬使用の妥当性をまずは検証する必要があるが，それ以外にも治療自体がきちんと行われているのかを確認する作業も重要である．また心理社会的な要因がない患者などまず存在しないため，その点についても適切な情報収集をあらためて行うことが望ましいであろう．

　薬剤の使用方法については，薬の使用量や投与期間の適切性を検証しなければならない．用量については，一般に「十分な用量」と言われるが，これは少なくとも各薬剤の最低有効用量ということになる．改善が得られない場合，認められている最高用量を使うべきともされるが，増量の有効性については不明な点も多く，**図5**で示すように三環系抗うつ薬やSSRIでは用量と有効性が必ずしも比例関係にあるわけではないという報告もある[19]．

　また，「十分な期間」についても定まったものがあるわけではない．少なくとも2週間は継続的に使用して効果の判定をすべきだろうと考えられている．これはメタ解析[20,21]において，抗うつ薬がプラセボと比較して有効性に有意な

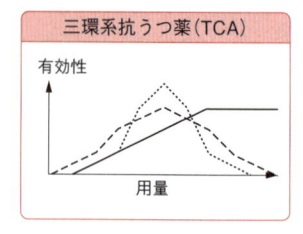

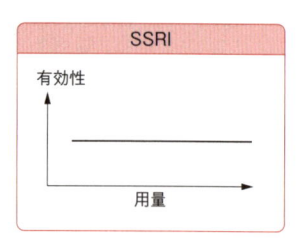

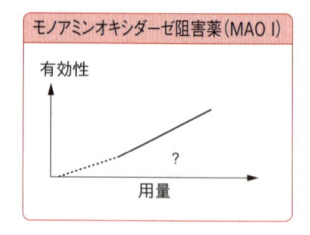

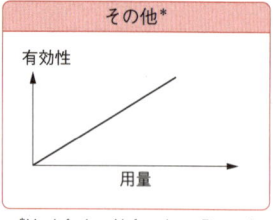

図5 抗うつ薬の用量—反応性

レビューにより示唆された，抗うつ薬の用量と治療反応性の関連を模式的に描いた図である．TCAやSSRIでは用量と治療反応に正比例の関係があるとはいえない．
(Adli M, et al.: Is dose escalation of antidepressants a rational strategy after a medium-dose treatment has failed? A systematic review. Eur Arch Psychiatry Clin Neurosci 255：387-400, 2005 より引用)

*Venlafaxine, Nefazodone, Bupropion

差が生じるのは1～2週間であると指摘されていることが背景にある．一方で，効果を最終的に判定するためには，可能ならば6～8週間が妥当だろうと考えられる．2～6週間で治療反応の乏しい群は，同じ薬剤を継続しても改善しない可能性が高いが，2週間の観察で治療反応がなくても改善が得られる群も少ないながら存在する[22～24]．

上記のように十分な用量，十分な期間，抗うつ薬を使用しても効果が得られない場合，変薬，増量，併用といった方法が考慮される．しかしいずれがよいか，またどのように行うのがよいかは結論づけられるほどの十分な知見が集まっているとは言い難い．変薬については，同じ種類同士での変更も有効性ありとされる[25～29]一方で，違う種類へ

V 抗うつ薬

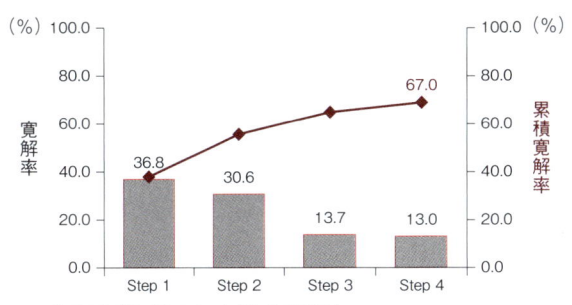

図6 STAR*D研究における寛解率

大規模研究であるSTAR*Dの研究結果をまとめたグラフである．第1段階の治療（Citalopram）で寛解に至った患者は36.8%であり，第4段階では13.0%に過ぎないことがわかる．また累積でも67.0%と，3分の1の患者は寛解に至っていない．

(Rush AJ, et al.: Acute and longer-term outcomes in depressed outpatients requiring one or several treatment steps: a STAR*D report. Am J Psychiatry 163: 1905-1917, 2006の結果をもとに著者作成)

の変更のほうが有効とするメタ解析もある[30]．また，増量についても，必ずしも有効を支持する報告ばかりではない[19,31]．しかしながら，少なくとも積極的に多剤併用を行うことが望ましいという結論には現段階で至っていない．

　そのため，安易な多剤併用とならないためには薬剤の限界を知り，薬剤のみで治療を行うような事態を避ける必要がある．図6に示すように，大規模研究であるSTAR*Dの結果を見ても，薬剤を中心とした治療を4段階まで行ったとしても寛解に至った人はおよそ3分の2にとどまると報告されている[26]．精神療法や心理社会療法など，薬物以外の治療を選択肢とできるようにすることも重要ではないかと考えられる．

5 抗うつ薬多剤併用からの減剤・減量方法

　これまでみてきたように，併用は症状の改善を促進するベネフィットと副作用のリスクを併せ持ち，特に3剤以上の併用で多い非合理的併用ではリスクのほうが高いといえる．同時に多剤併用による血中濃度の増加もあり，うつ症状と捉えられていたものが副作用による影響である可能性は否定できない．特に意欲低下，易疲労感，思考制止，焦燥感などは，薬剤の減量や中止が症状改善につながりうるということを常に考えておく必要がある．多剤併用に至らないよう治療開始時から適切な使用方法を理解するとともに，減量・中止の方法についても，望ましい方略を知識として持っておくことが重要である．

(1) 減薬前の説明

　減薬する前にまず，不安を緩和するために患者に以下のことを説明しておくことが望ましいと考えられる．1つは抗うつ薬は依存性がなく中止できること，もう1つは中止後症状が起きる可能性である．中止後症状に関しては，出現する代表的な症状とその対応を説明することで患者の不安軽減にもつながり，有用である．表7に説明の一例を示す．

　中止後症状は，薬剤の中止後5日以内におきることが多く，また半減期の短い薬剤では減薬時にも生じやすいため，症状の再燃や，身体の症状が出現した，と誤認しないように指導することが大切である．症状としては，セロトニンに関連したものとして，インフルエンザ様症状（悪寒，筋肉痛，発汗過多，頭痛，吐き気，不眠，多夢など），動作性めまい，易刺激性，泣き続ける（crying spell）などが中心で，まれに運動障害や躁症状，不整脈，記憶障害，集中

= Ⅴ 抗うつ薬 =

表7 減薬前の説明用資料（例）

> - 抗うつ薬は依存性がなく中止できます
> - それでも中止後症状と呼ばれる現象が起きることがあります
> - 中止後症状は，薬を中止した後5日以内に起こることが多いと言われています
> - うつの症状が悪化したと勘違いしないようにしてください
> - 主な中止後症状は以下のようなものです
>   ▶ さむけ，筋肉痛，汗をかく，頭が痛い，気持ち悪い，眠れない，夢を多くみる，かぜのような症状が出る，めまい，音など刺激に敏感になる，涙が出続ける，落ち着かない，わけもなく不安になる，など
> - 多くは軽いので様子をみるだけで大丈夫なのですが，もし上記のような症状が出たら，念のためすぐにご相談ください

あくまで一例であるが，絵や図などを加え，また中止後症状などを表にするとわかりやすく，患者の不安を軽減することにもつながる．

障害などが生じる．また，抗コリン作用を有する薬剤では，発汗や焦燥感，落ち着きのなさ，不安症状などが出現することがある．

(2) 減薬の手順

次に減薬の手順として，初めに減薬対象とする薬剤を選ばなければならない．まず過去にもっとも効果的だった薬剤以外のうち，有効用量に達していない可能性のある薬剤から減薬していく．同じような種類，もしくは薬の特徴が類似している種類の薬剤が併用されている場合にはそのどちらかを中止していくこととなる．薬剤の特徴，すなわちプロファイルが類似していると考えるべき種類は，**表1**で

その類似性が確認できるが，SSRIとSNRI，SNRIと三環系抗うつ薬，四環系抗うつ薬とミルタザピンやトラゾドンが挙げられる．

さらに減薬のときには，表8に挙げたような中止後症状発現のリスク要因を考慮しなければならない[32]．たとえば**表1**を参考に半減期の短い薬剤や抗コリン作用のある薬剤を中止する場合には，より慎重な減薬と観察が必要である．

実際に減薬を実施していく場合，1つの抗うつ薬を中止するには少なくとも4週間をかけることが望ましく，また中止して5日間は中止後症状が出やすいため特に注意深く観察する必要がある．仮に中止後症状が出現した場合には，軽症であれば説明の上，経過観察とすることも選択肢となりうる．しかしながら重症の場合には，減量や中止した抗うつ薬を元の量に戻すか，同じ種類で半減期の長い抗うつ薬を使用し，よりゆっくりとしたペースで再度中止していく方法が望ましいであろう．もし抗コリン性の中止後症状が出現した場合には，それ以外にベンゾジアゼピン作動性の抗不安薬を使用することも考慮する．

まとめ

本稿では併用療法の有効性が理論的にも臨床研究の報告としても確立していないことや，併用療法の弊害について論じた．ここでとりあげた「併用」とは，ほとんどが抗うつ薬を2剤使用した場合のことである．相互作用の項でも触れたが，これが3剤，4剤と使用された場合にはお互いにどのような影響を与え合うのかは未知の領域となり，予想外のことが生じてしまう可能性がある．そのことを常に念頭に置き，安易な多剤併用を避け，適切な薬剤使用を心がける必要があると自戒したい．

V 抗うつ薬

表8 中止後症状発現の危険因子

- 半減期の短い薬剤を服用している場合
- 抗コリン作用のある薬剤を服用している場合
- 処方通りに服用していなかったが急に中止する場合
- 8週以上継続している場合
- 薬剤開始時に不安症状が発現した場合
- 降圧剤,抗ヒスタミン剤,抗精神病薬など中枢性薬剤を併用している場合
- 若年例(子供や青年)
- 離脱症状を過去に経験している場合

抗うつ薬を中止する際,上記に該当する項目がある場合には,より慎重な減薬と観察が求められる.
(Taylor D, et al.: The Maudsley Prescribing Guidelines in Psychiatry, 10th Edition. Informa Healthcare, London, 2009 より一部改変引用)

REFERENCES

1) 平成22年度厚生労働科学研究費補助金 特別研究事業「診療報酬データを用いた向精神薬処方に関する実態研究調査」(分担研究者:三島和夫).
2) Meyer JH, Wilson AA, Sagrati S, et al.: Serotonin transporter occupancy of five selective serotonin reuptake inhibitors at different doses: an [11C] DASB positron emission tomography study. Am J Psychiatry 161: 826-835, 2004.
3) 加藤正樹,木下利彦:抗うつ薬のメタアナリシスの解釈と限界.臨床精神薬理 13: 2245-2252, 2010.
4) Maes M, Libbrecht I, van Hunsel F, et al.: Pindolol and mianserin augment the antidepressant activity of fluoxetine in hospitalized major depressed patients, including those with treatment resistance. J Clin Psychopharmacol 19: 177-182, 1999.
5) Blier P, Gobbi G, Turcotte JE, et al.: Mirtazapine and paroxetine in major depression: a comparison of monotherapy versus their

combination from treatment initiation. Eur Neuropsychopharmacol **19**：457-465, 2009.
6) Blier P, Ward HE, Tremblay P, et al.：Combination of antidepressant medications from treatment initiation for major depressive disorder：a double-blind randomized study. Am J Psychiatry **167**：281-288, 2010.
7) Rush AJ, Trivedi MH, Stewart JW, et al.：Combining medications to enhance depression outcomes (CO-MED)：acute and long-term outcomes of a single-blind randomized study. Am J Psychiatry **168**：689-701, 2011.
8) Ferreri M, Lavergne F, Berlin I, et al.：Benefits from mianserin augmentation of fluoxetine in patients with major depression non-responders to fluoxetine alone. Acta Psychiatr Scand **103**：66-72, 2001.
9) Carpenter LL, Yasmin S, Price LH：A double-blind, placebo-controlled study of antidepressant augmentation with mirtazapine. Biol Psychiatry **51**：183-188, 2002.
10) McGrath PJ, Stewart JW, Fava M, et al.：Tranylcypromine versus venlafaxine plus mirtazapine following three failed antidepressant medication trials for depression：a STAR*D report. Am J Psychiatry **163**：1531-1541, 2006.
11) Horgan D, Dodd S：Combination antidepressants- use by GPs and psychiatrists. Aust Fam Physician **40**：397-400, 2011.
12) Horgan D：Combination antidepressants in Australia：a right or wrong? Aust N Z J Psychiatry **45**：611-613, 2011.
13) 加藤隆一監修，鈴木映二著：向精神薬の薬物動態学―基礎から臨床まで―．星和書店，東京，2013.
14) Paulzen M, Finkelmeyer A, Grozinger M：Augmentative effects of fluvoxamine on duloxetine plasma levels in depressed patients. Pharmacopsychiatry **44**：317-323, 2011.
15) Billups SJ, Delate T, Dugan D：Evaluation of risk factors for elevated tricyclic antidepressant plasma concentrations. Pharmacoepidemiol Drug Saf **18**：253-257, 2009.
16) Boyer EW, Shannon M：The serotonin syndrome. N Engl J Med **352**：1112-1120, 2005.
17) Lopes Rocha F, Fuzikawa C, Riera R, et al.：Antidepressant combination for major depression in incomplete responders—a systematic review. J Affect Disord **144**：1-6, 2013.
18) Cheeta S, Schifano F, Oyefeso A, et al.：Antidepressant-related

deaths and antidepressant prescriptions in England and Wales, 1998-2000. Br J Psychiatry **184**：41-47, 2004.
19) Adli M, Baethge C, Heinz A, et al.: Is dose escalation of antidepressants a rational strategy after a medium-dose treatment has failed? A systematic review. Eur Arch Psychiatry Clin Neurosci **255**：387-400, 2005.
20) Papakostas GI, Perlis RH, Scalia MJ, et al.: A meta-analysis of early sustained response rates between antidepressants and placebo for the treatment of major depressive disorder. J Clin Psychopharmacol **26**：56-60, 2006.
21) Taylor MJ, Freemantle N, Geddes JR, et al.: Early onset of selective serotonin reuptake inhibitor antidepressant action：systematic review and meta-analysis. Arch Gen Psychiatry **63**：1217-1223, 2006.
22) Szegedi A, Jansen WT, van Willigenburg AP, et al.: Early improvement in the first 2 weeks as a predictor of treatment outcome in patients with major depressive disorder：a meta-analysis including 6562 patients. J Clin Psychiatry **70**：344-353, 2009.
23) Baldwin DS, Stein DJ, Dolberg OT, et al.: How long should a trial of escitalopram treatment be in patients with major depressive disorder, generalised anxiety disorder or social anxiety disorder? An exploration of the randomised controlled trial database. Hum Psychopharmacol **24**：269-275, 2009.
24) Nierenberg AA, Farabaugh AH, Alpert JE, et al.: Timing of onset of antidepressant response with fluoxetine treatment. Am J Psychiatry **157**：1423-1428, 2000.
25) Thase ME, Feighner JP, Lydiard RB：Citalopram treatment of fluoxetine nonresponders. J Clin Psychiatry **62**：683-687, 2001.
26) Rush AJ, Trivedi MH, Wisniewski SR, et al.: Acute and longer-term outcomes in depressed outpatients requiring one or several treatment steps：a STAR*D report. Am J Psychiatry **163**：1905-1917, 2006.
27) Ruhe HG, Huyser J, Swinkels JA, et al.: Switching antidepressants after a first selective serotonin reuptake inhibitor in major depressive disorder：a systematic review. J Clin Psychiatry **67**：1836-1855, 2006.
28) Ruhe HG, Huyser J, Swinkels JA, et al.: Dose escalation for insufficient response to standard-dose selective serotonin reuptake

inhibitors in major depressive disorder : systematic review. Br J Psychiatry **189** : 309-316, 2006.
29) Brent D, Emslie G, Clarke G, et al.: Switching to another SSRI or to venlafaxine with or without cognitive behavioral therapy for adolescents with SSRI-resistant depression : the TORDIA randomized controlled trial. JAMA **299** : 901-913, 2008.
30) Papakostas GI, Fava M, Thase ME : Treatment of SSRI-resistant depression : a meta-analysis comparing within- versus across-class switches. Biol Psychiatry **63** : 699-704, 2008.
31) Anderson IM, Ferrier IN, Baldwin RC, et al.: Evidence-based guidelines for treating depressive disorders with antidepressants : a revision of the 2000 British Association for Psychopharmacology guidelines. J Psychopharmacol **22** : 343-396, 2008.
32) Taylor D, Paton C, Kapur S : The Maudsley Prescribing Guidelines in Psychiatry, 10th Edition. Informa Healthcare, London, 2009.
33) 日本うつ病学会監修,気分障害の治療ガイドライン作成委員会編集:大うつ病性障害・双極性障害治療ガイドライン.医学書院,東京,2013.

(菊地俊暁・仁王進太郎・杉山暢宏・渡邊衡一郎・
鈴木映二・加藤正樹)

VI 抗精神病薬

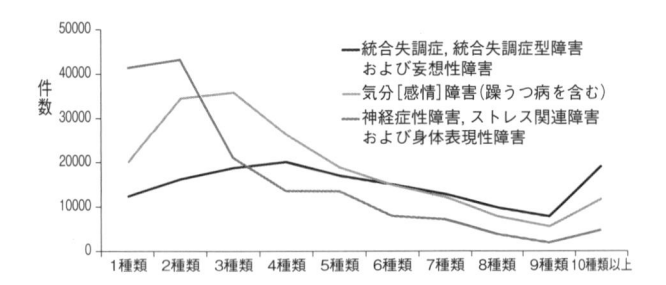

[図: 処方薬剤種類数別の件数グラフ。凡例: 統合失調症, 統合失調症型障害および妄想性障害 / 気分[感情]障害(躁うつ病を含む) / 神経症性障害, ストレス関連障害および身体表現性障害。横軸: 1種類〜10種類以上, 縦軸: 件数(0〜50000)]

本稿ではまず我が国における抗精神病薬の処方実態について理解した上で，抗精神病薬が実臨床でどのように併用され，そのリスクベネフィットはどうであるのか，エビデンスを含めたレビューを行う．続いて抗精神病薬を併用した場合の相互作用について，そして多剤併用を是正する場合の安全な減剤減量方法について示す．最後に改めて抗精神病薬の使用における留意点を確認する．

1 統合失調症の薬物療法の実際

図1は厚生労働省が公表している統計資料より作成した，統合失調症を含むF2疾患，およびF3，F4の気分障害，神経症等でのすべての処方剤数の分布である．気分障

▶注
1) 診療行為区分「投薬」に「薬剤」の出現する明細書（「処方せん料」を算定している明細書，「投薬」「注射」を包括した診療行為が出現する明細書およびDPC/PDPSに係る明細書は除く）を集計対象とし，薬剤名不明は除外している．
2) 総数には，「ⅩⅩ　傷病および死亡の外因」，「ⅩⅩⅠ　健康状態に影響を及ぼす要因および保健サービスの利用」，「ⅩⅩⅡ　特殊目的用コード」，「不詳」を含む．

図1　統合失調症，気分障害，神経症等の患者に対する処方剤数

（厚生労働省：社会医療診療行為別調査統計「平成24年度医療診療行為別調査」(http://www.mhlw.go.jp/toukei/list/26-19.html)）

害や神経症は2剤，3剤にピークがありそれ以上の多剤投与は少なくなっていくが，F2の統合失調症に関しては特にピークが存在せず，単剤から10剤以上の併用まで，まんべんなく処方剤数が分布しているのが実態である．

F2だけ取り出してみると，3剤以下が合わせて32％となり，統合失調症患者に対しては概ね平均5.3剤の何らかの処方が行われている（図2）．

実際にどういう薬剤が投与されたかに関する全数調査はないが，精神科領域の薬剤師が調査しているPCP研究会のデータが参考になるので紹介する．ここでは主に入院患者を対象としているが，2007年より毎年10月に全国の精神科病院入院中の統合失調症患者への処方実態を調査し公表

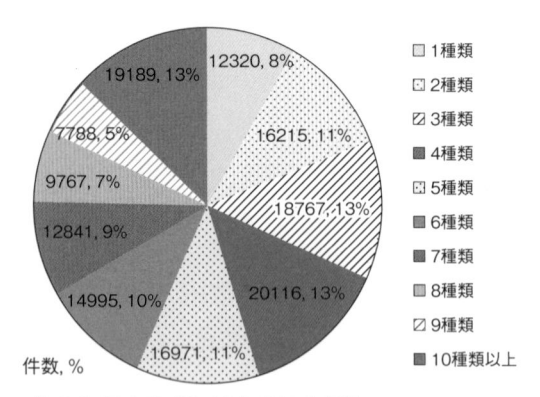

図2 統合失調症患者に対する処方剤数
統合失調症患者は平均5.3剤の何らかの薬剤を併用していることがわかる.
(厚生労働省：社会医療診療行為別調査統計「平成24年度医療診療行為別調査」
(http://www.mhlw.go.jp/toukei/list/26-19.html))

している.

表1は2013年10月時点の調査結果で，これによると全国133施設，1万9千人弱の統合失調症入院患者における処方実態は，抗精神病薬が平均1.9剤，クロルプロマジン換算での総投与量は781.3 mgとなっており，また抗精神病薬の単剤処方率は37％となっている．これは2007年の調査からみると若干だが減剤と投与量の減少を認め，単剤処方率も増えてきているといえる．他に抗パーキンソン薬，抗不安薬・睡眠薬の併用の実態もここに示されたとおりで，現在の我が国の統合失調症患者への平均的処方実態は，約2剤の抗精神病薬，クロルプロマジン換算800 mg弱で単剤化率は37％，抗パーキンソン薬が0.6剤，抗不安

VI 抗精神病薬

表1 2013年度全国処方調査中間報告
　　　PCP研究会

	平均処方剤数	平均投与量±SD	単剤処方率
抗精神病薬	1.9±1.1 剤	781.3±663.3 mg（CP換算）	37.0%
抗パーキンソン薬	0.6±10.7 剤	1.5±2.1 mg（BP換算）	—
抗不安薬・睡眠薬	1.5±1.1 剤	12.9±16.8 mg（DAP換算）	—

2013年10月31日時点調査
参加施設：133施設
データ数：18754症例（F2の入院患者）
平均年齢：58.2歳
なお，2007年の調査では，平均処方剤数2.2剤，平均投与量844.8 mg，単剤処方率30.8%であった．

薬・睡眠薬が1.5剤併用されているとまとめられる．

　逆にみれば6割強の統合失調症患者に対しては何らかの抗精神病薬併用療法が行われていることになる．どのような経緯で多剤併用になるのかを詳しく調べた調査は多くないが，東京都内の4か所の精神科病院での報告を紹介する．

　300名の統合失調症初診患者への処方行動の経緯を調べたもので，うち100名は未治療の患者であった．最初の単剤治療から切り替える途中で多剤併用となったのが34%となっており，実際には数種類の単剤治療を試みる前に併用になる場合がかなり多いことが伺われる．また最初の単剤治療においてもその使用量は推奨用量の半分以下となっており，これは忍容性に問題があって推奨用量に増量でき

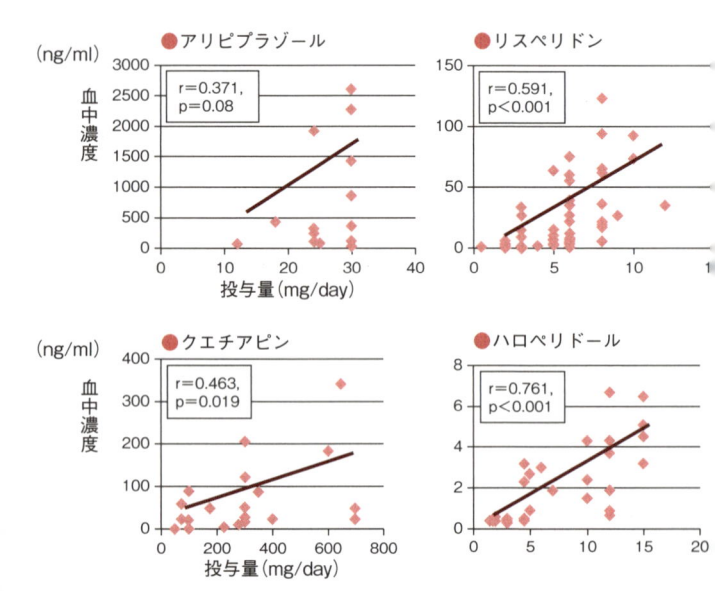

アリピプラゾール
r=0.371, p=0.08

リスペリドン
r=0.591, p<0.001

クエチアピン
r=0.463, p=0.019

ハロペリドール
r=0.761, p<0.001

(血中濃度 ng/ml、投与量 mg/day)

なかった例や少量で反応した例も含まれるが，しかし十分量十分期間使用された後に切り替えあるいは併用されてはいない可能性も示唆される．また初回から併用されたケースも7％あり，これも諸外国と比べて多いといえる．

2 抗精神病薬の薬物相互作用

次に多剤併用時の薬物相互作用に関して実臨床でのデータから少しだけ論ずる．実際に多剤併用されている患者での各薬剤の血中濃度動態を綿密に検討した研究はほとんど存在しない．図3は厚生労働省の班研究で行われた多剤併用時の血中濃度測定の結果で，それぞれの患者は数種類の抗精神病薬を多剤併用投与されているが，各薬剤毎に横軸

Ⅵ 抗精神病薬

● オランザピン

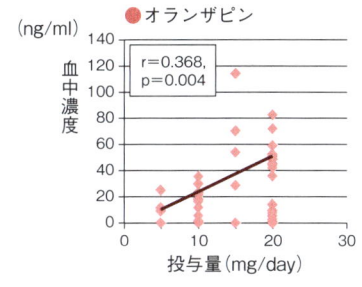

(ng/ml) 縦軸：血中濃度, 横軸：投与量(mg/day)

r=0.368, p=0.004

[対象] 血中薬物濃度測定：126例
血中BDNF測定：62例
[方法] 血中薬物濃度：LC/MS/MS
血中BDNF濃度：ELISA
[分析薬物]
アリピプラゾール，リスペリドン，9-OH-リスペリドン，オランザピン，クエチアピン，ペロスピロン，ブロナンセリン，クロルプロマジン，ハロペリドール，レボメプロマジン，ゾテピン，プロペリシアジン，スルピリド，ネモナプリド

図3 多剤併用時の投与量と血中濃度
(厚生労働省：障害者対策総合研究事業「抗精神病薬の多剤大量投与の安全で効果的な是正に関する臨床研究」(吉村玲児，ほか) 研究報告書)

を投与量，縦軸をその血中濃度としてプロットしてみると，いずれの薬剤でも用量依存的に血中濃度が増加することが示されている．つまり多剤併用時であっても使用用量に応じて薬剤の血中濃度は増加する．各薬剤の薬効がD2受容体を介するとすれば，多剤併用によって各薬剤血中濃度がそれぞれ高濃度になったとしてもD2受容体への作用は頭打ちになっているため，それ以外の受容体への効果が積み重なると考えられる．これは効果ととる場合もあるが，多くはさまざまな副作用に関連することから効果が増強するより副作用のリスクを高める危険性に常に留意する必要があることを示している．

また個々人の値のばらつきが大きいため，個々人につい

107

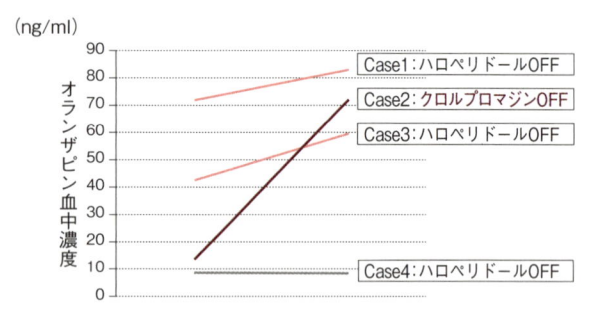

図4 併用薬中止による血中オランザピン濃度変化
(厚生労働省:障害者対策総合研究事業「抗精神病薬の多剤大量投与の安全で効果的な是正に関する臨床研究」(吉村玲児,ほか)研究報告書)

ては簡単には予想できず,たとえ少量の併用であっても慎重な観察が必要である.

図4はオランザピンとハロペリドール,クロルプロマジンが併用されているケースでそれぞれオランザピンを残してハロペリドール,クロルプロマジンを漸減中止した時のオランザピンの血中濃度の変化をみたものである.ハロペリドールの減剤ではオランザピンの濃度はそれほど変化しないが,クロルプロマジンを中止するとオランザピンの血中濃度が7倍になっている.このように併用する,その反対の減剤するどちらの場合でも薬剤の組み合わせによって,また個々人の特性によって大きな変化が起こりうる可能性があり,いずれの場合も慎重な対処が必要であること

VI 抗精神病薬

表2 抗精神病薬併用療法に関するエビデンスレビュー

- 併用治療と単剤治療のRCTのほとんどは治療抵抗性統合失調症患者が対象
- 単剤治療群の多くはクロザピン
- すべて海外の臨床試験データ
- 2009年時点でのメタ解析の結果（→図5参照）
  ▶ 効果：反応率・継続率で併用療法が優位
  ▶ 副作用・忍容性：単剤治療が優位
  ▶ 単剤治療群は用量が併用に比べて少ない
- フィンランドでの観察研究（FIN11）（→図6参照）

が示唆される．

3 抗精神病薬の多剤併用により生じやすい副作用

　併用を行うリスクベネフィットについて，薬理学特性とこれまでのエビデンスレビュー（**表2**）から検討してみる．**表3**は我が国で使用されている代表的な抗精神病薬とそれぞれの脳内主要神経伝達物質受容体との親和性を示したもので，色が濃いほど親和性が強いことを示している．現在使用されている抗精神病薬はD2受容体への作用が共通しているが，それ以外の受容体への親和性は薬剤毎に大きく異なる．たとえばリスペリドンはα_1受容体作用が強くあ

表3 主な抗精神病薬の受容体親和性

薬物／受容体	リスペリドン	オランザピン	ブロナンセリン	クエチアピン
D1				
D2				
D3				
D4				
5HT1A				
5HT2A				
5HT2C				
α1				
H1				
M1				

Ki値レベル　<1　<10　<100　<1000　<1000　-

すべての抗精神病薬はさまざまな受容体に作用する.

り,ふらつきや鎮静,姿勢性低血圧などの副作用に関連しており,オランザピンはヒスタミンへの作用から鎮静,食欲増進,体重増加を,また抗コリン作用も併せ持つ薬剤である.このように抗精神病薬はD2受容体への効果は共通しており,したがって推奨用量を十分使用していたとすれば,D2を通したさらなる効果は併用では薬理学的には期待できず,むしろ異なった受容体プロファイルによる副作用・効果の組み合わせを臨床医が検討して使用しているとみることができる.

次に抗精神病薬の併用の理由とその弊害について解説する.

併用する理由としては単剤での忍容性がなく,したがっ

VI 抗精神病薬

アリピプラゾール	ゾテピン	ハロペリドール	クロフプロマジン	チオリダジン

て有効な治療効果を得るために少量ずつ併用していく，あるいは異なる受容体プロファイルによる作用を一時的に組み合わせることで状況に応じた治療効果を期待する場合が考えられる．具体的には急性期の精神運動興奮状態に対して鎮静作用のある薬剤を組み合わせ，急性期を脱した後は鎮静系の薬剤を中止していくといったことが想定されるが，一般的にどの患者に対しても推奨される使用法ではない．

一方で弊害は明確であり，その第一は併用することでさまざまな副作用発現のリスクが増すことである．これに応じて副作用に対処するための薬剤の処方も増加していき，モグラたたきのような処方行動となっている．具体的には

抗パーキンソン薬や緩下剤,昇圧剤などの併用が多く認められる.またさらに重要な点は総投与量が結果的に高用量となることである.先に我が国の抗精神病薬投与量の平均は 800 mg 弱と紹介したが,この用量は他の国と比べても高用量であることが示されている.高用量になると心臓発作による突然死のリスクがあがることが報告されており,特に留意が必要である.

さて併用療法が実臨床でこれだけ行われている根拠として,何らかの理由で併用療法のほうが単剤治療よりも優れている可能性があるかという臨床疑問についてのエビデンスはほとんど存在しない.特に併用療法そのものが海外では一般的でないので,そもそもこうした研究自体が行われず報告も少ない.

文献としては治療抵抗性すなわち数種類の単剤治療を行った後不十分と判定された症例に対して,クロザピンによる単剤治療を行うか併用療法を行うかという研究はいくつか報告されている.これらを含めたメタ解析の結果が 2009 年にまとめられ,その結果だけ要約すると(図5),治療効果については治療反応(精神症状評価尺度の点数が 20%以上改善)については多剤併用がやや勝るという結果になっている.NNT とは何例治療するとその効果を認めるかであるが,反応でみると 7 例に 1 例は多剤でよい反応を認めるということになっている.留意すべきは,これらの研究では単剤の用量が多剤と比べて低用量となっており,単純な比較はできない点である.

副作用に関してのメタ解析においては,多剤併用は一般的にさまざまな副作用のリスクをあげることが示されている.ここにあげた錐体外路症状と関連した抗コリン薬の投与,高プロラクチン血症,性機能障害,唾液分泌過剰,鎮

静・傾眠,認知機能障害,糖尿病リスク等である.

図6はフィンランドにおける大規模な観察研究の結果で,11年間の統合失調症患者のすべての死亡例を解析したものであるが,多剤併用は必ずしも死亡率をあげるということではない.しかしフィンランドにおける多剤併用の多くは2剤の併用であり用量も低く,我が国の実態とはかなり違っていることから,この結果については慎重にみる必要がある.

4 抗精神病薬の適切な使用方法と注意点

抗精神病薬治療の原則は当然のことであるがまずは単剤・低用量を目指す.最初から多剤高用量治療をどのような症例に対しても行うことはありえないが,たとえば急性期の精神運動興奮が強い場合,頓用使用なども含めると多剤高用量になってしまう場合がありがちなので,再度注意を喚起しておく.

その後残念ながら効果が十分でない,あるいは副作用等の忍容性に問題があり有効用量を使用できない場合は,まずは別の抗精神病薬への切り替えを行う.ここで切り替え途中で奏功してくるとそこで切り替えをやめて多剤併用になりやすいことは,先に示したとおりなので,しっかりと切り替えを完了することが重要である.

この方法で2〜3種類の抗精神病薬を単剤で試みた後に,やはり効果不十分,あるいは忍容性に問題がある場合,つまり治療抵抗性の定義に当てはまる場合は,症例によってはクロザピンまたは電気けいれん療法の導入を検討する.

これらの検討から当てはまらない,あるいはさまざまな条件から導入できない場合,はじめて併用療法について慎重に検討したうえで行うことになる.導入にあたっては症

Study of sub-category	AP+AP n/N	AP n/N	RR (random) 95% CI
Anil Yagcioglu 2005	14/16	10/14	
Barrett 1957	3/10	5/10	
Barrett 1957a	3/10	7/10	
Chien 1973	2/15	8/15	
Chien 1973a	2/15	4/16	
Honer 2006	33/34	31/35	
Liu 1996	10/31	19/29	
Liu 1996a	10/31	22/32	
Peng 2001	26/32	30/34	
Peng 2001a	26/32	30/35	
Talbot 1964	0/27	0/25	
Talbot 1964a	0/27	0/25	
Wang 1994	5/36	23/35	
Wang 1994a	5/36	18/34	
Xie 2001	8/20	8/20	
Zhang 1989	10/20	12/20	
Zhang 1989a	10/20	9/17	
Zhu 1999	20/29	26/30	
Yagi 1976	103/116	93/117	
Shiloh 1997	8/16	11/12	
Josiassen 2005	13/20	18/20	
Freudenreich 2007	9/11	12/13	
Total (95% CI)	604	598	

Total events: 320 (AP+AP), 396 (AP)
Test for heterogeneity: Chi² = 89.85, df = 19 (P<0.00001), I² = 78.9%
Test for overall effect: Z = 3.05 (P = 0.002)

0.1 0.2 0.5 1 2 5
Favours treatment   Favours con

Study of sub-category	AP+AP n/N	AP n/N	RR (random) 95% CI
Anil Yagcioglu 2005	1/16	0/14	
Barrett 1957	0/10	2/10	
Barrett 1957a	0/10	0/10	
Honer 2006	2/34	1/34	
Peng 2001	0/32	0/34	
Peng 2001a	0/32	0/35	
Potter 1989	0/20	0/20	
Potter 1989a	0/20	0/17	
Talbot 1964	0/27	0/25	
Talbot 1964a	0/27	0/25	
Xie 2001	0/20	0/20	
Zhang 1989	0/20	0/20	
Zhang 1989a	0/20	0/17	
Zhu 1999	0/29	0/30	
Yagi 1976	11/116	13/117	
Nishikawa 1985	27/47	21/24	
Nishikawa 1985a	27/47	21/22	
Shiloh 1997	0/16	0/12	
Higashima 2004	0/9	4/10	
Kotler 2004	1/9	0/8	
Josiassen 2005	0/20	0/20	
Freudenreich 2007	3/11	2/13	
Total (95% CI)	592	537	

Total events: 72 (AP+AP), 64 (AP)
Test for heterogeneity: Chi² = 7.32, df = 8 (P<0.50), I² = 0%
Test for overall effect: Z = 4.56 (P = 0.00001)

0.1 0.2 0.5 1 2 5
Favours treatment   Favours con

VI 抗精神病薬

Weight %	RR (random) 95% CI
6.38	1.23 (0.84, 1.79)
1.97	0.60 (0.19, 1.86)
2.27	0.43 (0.15, 1.20)
1.43	0.25 (0.06, 0.99)
1.18	0.53 (0.11, 2.50)
8.51	1.10 (0.96, 1.25)
4.67	0.49 (0.28, 0.87)
4.77	0.47 (0.27, 0.82)
7.98	0.92 (0.75, 1.13)
7.91	0.95 (0.76, 1.17)
	Not estimable
	Not estimable
2.99	0.21 (0.09, 0.49)
2.87	0.26 (0.11, 0.63)
3.44	1.00 (0.47, 2.14)
4.73	0.83 (0.47, 1.47)
4.28	0.94 (0.50, 1.77)
7.32	0.80 (0.60, 1.05)
8.62	1.12 (1.00, 1.25)
5.11	0.55 (0.32, 0.92)
6.63	0.72 (0.51, 1.03)
6.95	0.89 (0.64, 1.22)
100.00	0.76 (0.63, 0.90)

◀ 治療反応率：

多剤併用＞＞単剤治療
N=22, n=1202, RR=0.76, CI=0.63-0.90, I2=78.9%, P=.002, NNT=7, CI=4-17, P=.0008
註：有意な不均一性があり

> *NNT (Number Need to Treat)：
> 何例治療すると効果を認めるか

Weight %	RR (random) 95% CI
0.35	2.65 (0.12, 60.21)
0.40	0.20 (0.01, 3.70)
	Not estimable
0.62	2.00 (0.19, 21.03)
	Not estimable
	Not estimable
	Not estimable
	Not estimable
	Not estimable
	Not estimable
	Not estimable
	Not estimable
	Not estimable
5.90	0.85 (0.40, 1.83)
40.97	0.66 (0.49, 0.88)
49.62	0.60 (0.46, 0.78)
	Not estimable
0.44	0.12 (0.01, 2.00)
0.36	2.70 (0.13, 58.24)
	Not estimable
1.34	1.77 (0.36, 8.77)
100.00	0.65 (0.54, 0.78)

◀ 治療継続率：

全理由：N=22, n=1129, RR=0.65, CI=0.54-0.78, P=.00001, NNH：有意差なし
効果不十分：N=18, n=960, RR=0.93, CI=0.12-0.73, P=.003, NNH：有意差なし
副作用：N=18, n=960, RR=1.69, CI=0.73-3.92, P=.22

> *NNH (Number Need to Harm)：
> 何例治療すると副作用を認めるか

図5 多剤併用治療 vs 単剤治療 治療反応率・継続率のメタ解析

(Correll CU, et al.: Antipsychotic combinations vs monotherapy in schizophrenia: a meta-analysis of randomized controlled trials. Schizophr Bull 35: 443-457, 2009 より引用)

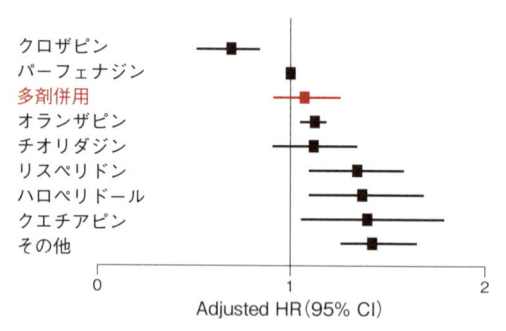

```
クロザピン
パーフェナジン
多剤併用
オランザピン
チオリダジン
リスペリドン
ハロペリドール
クエチアピン
その他
```

Adjusted HR(95% CI)

図6 FIN11 study
フィンランド（全人口520万人）における1996年から2006年までの統合失調症死亡例すべてを解析（66881人）。多剤とは2剤以上の併用を指す．
(Tiihonen J,et al.: 11-year follow-up of mortality in patients with schizophrenia: a population-based cohort study (FIN11 study). Lancet 374: 620-627, 2009 より引用)

　状および副作用に関して十分なモニタリングを行いながら，特に総投与量が高用量とならないよう留意すべきである．

　統合失調症の患者は病識がないあるいは乏しい場合があり，また自己の症状や状況認識が十分でないことがその疾患特性である．したがって抗精神病薬の服用にあたって患者およびご家族と十分話しあった上で進めていくことはその後の治療の成否に大きく関わる．また抗精神病薬は効果だけでなくさまざまな副作用があること，すなわちリスク・ベネフィットについても十分インフォームドコンセントを得る努力が必要である（**表4**）．

　その際抗精神病薬に関しては，脂質代謝系の問題，錐体

表4 抗精神病薬選択にあたっての注意事項

- 患者および家族と十分話し合った後に、抗精神病薬の服用について一緒に決める
- その際に薬物のリスク・ベネフィットについて十分なインフォームド・コンセントを得る
  - ▶脂質・代謝異常（体重増加・糖尿病等）
  - ▶錐体外路症状（アカシジア，ジスキネジア等）
  - ▶心血管系（QT延長等）
  - ▶内分泌系（高プロラクチン血症等）
  - ▶その他（薬剤性ディスフォリア等）

外路症状，心血管系のリスク，高プロラクチン血症，さらには薬剤性ディスフォリアなどにも言及することが推奨されている．

また，投与前には身体リスクについての評価を改めて行うべきである（表5）．身長・体重，腹囲，血圧・脈拍，血糖・脂質などのメタボリック症候群関連の指標，もともとの運動障害の評価，栄養状態や食事内容を含めた身体的評価，特に心血管系のリスク評価が必要な場合は心電図などを確認する．

また多剤併用や薬剤切り替えにおいては従前服薬状況つまり，アドヒアランスに留意する．効果がないとして増量，変薬，併用に進むわけだが，そもそも服薬していなければ

表5　投与前の確認事項

- 体重
- 腹囲
- 血圧・脈拍
- 血糖，脂質，（プロラクチン）
- 運動障害の評価
- 栄養状態，食事内容，身体的評価
- （必要があれば）心電図

効果不十分なのは当たり前であり，この場合はアドヒアランスへの支援を第一とすべきである．特に持効性注射剤を使用する際には従前の服薬状況の確認が決定的に重要である．

5　抗精神病薬多剤併用からの減剤・減量方法

それでは多剤併用となった症例について，どのように減剤減量を行っていけばよいだろうか？　ここでは，推奨される減剤減量方法について解説する．

まず最終的にどの薬剤を主剤として治療するかを決める．その上で各薬剤の減量をはかるのだが，ポイントは薬剤毎に減量する速度が異なっているところである．詳細に

表6 低力価薬と高力価薬

- **低力価薬**
  （クロルプロマジン100mg等価量が10mgより多い）
  ▶ クロルプロマジン，レボメプロマジン，チオリダジン，プロペリシアジン，ピパンペロン，スルピリド，スルトプリド，クロカプラミン，カルピプラミン，ゾテピン，オキシペルチン，クエチアピン等
- **高力価薬**
  （クロルプロマジン100mg等価量が10mg以下）
  ▶ ハロペリドール，ブロナンセリン，チミペロン，ペルフェナジン，フルフェナジン，リスペリドン，オランザピン，ペロスピロン等

（助川鶴平：抗精神病薬の減量単純化のための減量速度一覧表の作成. 臨床精神薬理 14：511-515, 2011 を参考に作成）

ついては後述する．

次に現時点でのクロルプロマジン換算の総投与量を見る．この時に1500mg以上投与されている場合は，減剤する前にまず各薬剤の用量をまんべんなく減量し，総投与量を1500mg以下にする．

その後薬剤を一種類ずつ減剤減量していく．この時同時に二種類の減剤を行わないようにする．減剤する際に問題が生じた場合は元に戻し，再度どの薬剤を減剤するか検討する．

重要な点は減剤減量期間は綿密な症状評価を行うことであり，慎重を期すことが求められる．

次に安全な減量速度について示す．

表7 安全な減量の方法

> I. 低力価薬と高力価薬を区別して扱う
>   低力価薬と高力価薬の減量を同時には行わない
>
> II. 低力価薬はゆっくりと減量
>   クロルプロマジン換算 25 mg/週以下
>   1回の減量はクロルプロマジン換算最大 50 mg まで
>   次の減量まで2週間以上待つ
>
> III. 高力価薬はクロルプロマジン換算 50 mg/週以下
>   1回の減量はクロルプロマジン換算最大 100 mg まで
>   次の減量まで2週間以上待つ

(助川鶴平:抗精神病薬の減量単純化のための減量速度一覧表の作成. 臨床精神薬理 14:511-515, 2011 を参考に作成)

 減量を行う場合,まずその薬剤が低力価の薬剤か高力価の薬剤かで減量速度が異なる(**表6**).
 低力価薬とはクロルプロマジン等価換算 100 mg が 10 mg より多くなるもので,クロルプロマジン,レボメプロマジン,スルピリド,ゾテピン,クエチアピンなどがこれに当たる.
 高力価薬はその逆で 100 mg 換算が 10 mg より少なくなるもので,ハロペリドールそして多くの第二世代抗精神病薬,リスペリドン,オランザピン,アリピプラゾール,ブロナンセリンなどがこれに当たる.
 減量速度のポイントは低力価薬をゆっくり減量することで,週にクロルプロマジン換算で 25 mg より少量で行う

Ⅵ 抗精神病薬

表 8 低力価薬減量時におきる離脱症状

- ●コリン性リバウンド症候群
  （インフルエンザ様症候群）
  - ▶ 激越を伴う倦怠感，**不穏，不安，不眠**
  - ▶ 筋肉痛
  - ▶ 消化器症状（嘔気，嘔吐，食欲不振，下痢など）
  - ▶ 鼻漏
  - ▶ めまい

(Lambert T：新規抗精神病薬への切り替えにおける実践上の問題点．臨床精神薬理 4：687-693, 2001 を参考に作成)

(**表 7**). 2 週間に一回変更する場合は最大 50 mg で 50 mg 減量した場合は 2 週間待つ．

高力価薬の場合は週にクロルプロマジン換算で 50 mg, 2 週間最大 100 mg となる．

低力価薬をゆっくり減量する理由は主にコリン性リバウンド症候群を防止するためである．低力価薬の多くは薬剤そのものに抗コリン作用があり，急速な減量が抗コリン薬が急減に離脱することになり，さまざまな離脱症状が発現することがある（**表 8**）．

これらは原疾患の悪化と判別が難しく，したがってよく聞かれる減量すると悪化してしまうという経験は，減量速度が速すぎることによるコリン性リバウンド症候群である

表9　減量速度表

	一般名	代表的な商品名	最大許容減量速度 (mg/週)	最大許容減量高 (mg)
高力価薬	ハロペリドール	セレネース　等	1	2
	リスペリドン	リスパダール　等	0.5	1
	オランザピン	ジプレキサ	1.25	2.5
	アリピプラゾール	エビリファイ	2	4
	ブロナンセリン	ロナセン	2	4
	パリペリドン	インヴェガ	1	2
低力価薬	クロルプロマジン	コントミン　等	25	50
	レボメプロマジン	レボトミン　等	25	50
	クエチアピン	セロクエル	16.5	33
	ゾテピン	ロドピン　等	16.5	33
	スルピリド	ドグマチール　等	50	100

(助川鶴平：抗精神病薬の減量単純化のための減量速度一覧表の作成．臨床精神薬理 14：511-515, 2011を参考に作成)

ことがままある．もちろん減量による真の悪化もあり得るので，あくまで推奨する速度を守って減量していくとこうしたことは起こりにくいという推奨である．

表9は各薬剤の減量速度であるが，現在我が国で使用頻度の高い薬剤について示すと，高力価群では週に最大でハロペリドールが1 mgが標準値であり，等価換算すると，リスペリドンは0.5 mg，オランザピンは1.25 mg，アリピプラゾールが2 mg，ブロナンセリンが2 mg，パリペリドンが1 mgとなる．

低力価群ではクロルプロマジン25 mgが標準値となり，レボメプロマジンも25 mg，クエチアピンとゾテピンは16.5 mg，スルピリドは50 mgになる．

減量速度が簡単に計算できるマクロが組み込まれたエクセル表が，国立精神・神経医療センターのホームページよりダウンロードでき誰でも利用可能となっている[7]．

まとめ

我が国の統合失調症患者に対する薬物治療においては平均5.3剤の何らかの投薬が行われており，その内訳は平均的には抗精神病薬が2剤，抗コリン薬が0.6剤，抗不安薬・睡眠薬が1.5剤となっており，クロルプロマジン換算では800 mg弱，単剤化率は37％となっている．

しかし6割強の患者に対しては抗精神病薬の併用療法が行われており，実態は薬剤の切り替えを行う途中で多剤併用となる場合が多いことが示唆されている．

多剤併用のエビデンスは十分とはいえず治療抵抗性・忍容性不十分の場合慎重に導入すれば単剤治療より奏功する場合もあるが副作用については確実に増加することが示されており，リスクベネフィットを慎重に検討して進めていく必要がある．

薬剤の相互作用は不明な点が多く特に個々人についての予測は困難な場合が多いので，特に併用する場合，あるいは減量減剤する場合は，従来より頻回の観察を通した慎重な評価が必要である．

減量減剤にあたっては薬剤毎の特性をみた上で慎重に行っていただくことを推奨する．

これらの留意点を参考に，よりよい抗精神病薬治療の一助となれば幸いである．

REFERENCES

1) 厚生労働省：社会医療診療行為別調査統計「平成24年度医療診療行為別調査」(http://www.mhlw.go.jp/toukei/list/26-19.html).
2) 厚生労働省：障害者対策総合研究事業「抗精神病薬の多剤大量投与の安全で効果的な是正に関する臨床研究」(吉村玲児,ほか) 研究報告書.
3) Correll CU, Rummel-Kluge C, Corves C, et al.：Antipsychotic combinations vs monotherapy in schizophrenia: a meta-analysis of randomized controlled trials. Schizophr Bull 35：443-457, 2009.
4) Tiihonen J, Lönnqvist J, Wahlbeck K, et al.：11-year follow-up of mortality in patients with schizophrenia: a population-based cohort study (FIN11 study). Lancet 374：620-627, 2009.
5) 助川鶴平：抗精神病薬の減量単純化のための減量速度一覧表の作成．臨床精神薬理 14：511-515, 2011.
6) Lambert T：新規抗精神病薬への切り替えにおける実践上の問題点．臨床精神薬理 4：687-693, 2001.
7) 国立精神・神経医療研究センター精神保健研究所：抗精神病薬処方最適化の推進研究プロジェクト．SCAP法による抗精神病薬減量支援シート (http://www.ncnp.go.jp/nimh/syakai/01_project06.html).
8) Yamaouchi Y, Sukegawa T, Inagaki A, et al.：Evaluation of the individual safe correction of antipsychotic agent polypharmacy in Japanese patients with chronic schizophrenia；validation of safe corrections for antipsychotic polypharmacy and the high-dose method. Int J Neuropsychopharmacol. 2014 [Epub ahead of print]
9) Sukegawa T, Inagaki A, Yamanouchi Y, et al.：Study protocol：safety correction of high dose antipsychotic polypharmacy in Japan. BMC Psychiatry 14：103, 2014.

(岩田仲生)

索引

欧文索引

A
A10 神経系 ……………………… 12
ADHD 治療薬 …………………… 26

C
CYP1A2 …………………………… 32
CYP3A4 …………………………… 32
CYP（チトクローム P450）…… 85

D
DSM-5 ……………………………… 6
DSM-Ⅳ ……………………………… 6

G
GABA/BZ 受容体/Cl イオンチャンネル複合体 ………………… 39

I
ICD-10 ……………………………… 6

P
P 糖タンパク ………………… 29, 85

S
SSRI ……………………………… 60

和文索引

あ
アドレナリン反転現象 ………… 25

い
依存 ………………………………… 2
依存性 …………………………… 41
遺伝子多型 ……………………… 30

イレウス ………………………… 26

お
オレキシン受容体拮抗薬 ……… 67

か
概日リズム睡眠・覚醒障害 …… 59
渇望 ………………………………… 8
過量服薬 ………………………… 15
カルバマゼピン ………………… 26
肝臓 ……………………………… 29

き
奇異反応 ………………………… 41
記憶障害 ………………………… 26
基質 ……………………………… 32
逆耐性現象 ……………………… 16
吸収 ……………………………… 24
急性中毒 ……………………… 14, 15

く
グレープフルーツジュース …… 32
クロザピン ……………………… 30

け
血液脳関門 ……………………… 29
血漿タンパク ………………… 24, 27
解熱鎮痛薬 ……………………… 26
幻覚 ……………………………… 26
減剤・減量方法 …… 48, 72, 94, 118
健忘 ……………………………… 41
減量・休薬 ……………………… 72
減量速度 ………………………… 120

こ
抗潰瘍薬 ………………………… 26
抗コリン作用 …………………… 26

抗精神病薬の受容体親和性	110
抗精神病薬の受容体プロファイル	109
抗てんかん薬	26
興奮	26
高力価の薬剤	120
コリン性リバウンド症候群	121

さ

残遺性不眠	60
三環系抗うつ薬	26

し

失見当識	26
嗜癖	2
周期性四肢運動障害	58
受容体プロファイル	110
焦燥	26
小腸	29
常用量依存	14, 42
徐波睡眠	62
腎	29
心悸亢進	26
身体依存	7

す

睡眠維持困難	56
睡眠困難	56
睡眠時間	60
睡眠時無呼吸症候群	58
睡眠障害	56
睡眠薬	57

せ

生活指導	66
精神依存	8, 9
セルトラリン	30
セロトニン症候群	89
せん妄	41

そ

総臥床時間	60
総合感冒薬	26
相互作用	24
早朝覚醒	56
側坐核	12

た

第2世代抗精神病薬	26
代謝	24
耐性	7
胎盤	29
多剤併用	24
多剤併用時の薬物相互作用	106
多剤併用率	78
単剤処方率	104
タンパク結合	27
タンパク結合率	27

ち

チトクローム P450	31
中止後症状（中断症候群）	94
中枢性抗パーキンソン病薬	26
中毒	2
長期使用	43, 44
治療抵抗性	79, 112

て

低力価の薬剤	120
デスメチルセルトラリン	30
デュロキセチン	31
転倒	41

と

統合失調症患者への平均的処方実態	104
トランスポーター	29

に

乳腺	29

= 索 引 =

入眠困難 …………………… 56
認知行動療法 ………………… 60
認知障害 ……………………… 26

の
脳内報酬系 …………………… 12

は
排泄 …………………………… 24
パリペリドン ………………… 30
バルビツール酸系 …………… 67
パロキセチン ………………… 30
反跳現象 ………………… 11, 14

ひ
非バルビツール酸系 ………… 67
ビペリデン …………………… 26
頻脈 …………………………… 26

ふ
不安 …………………………… 26
フェノチアジン系抗精神病薬
……………………………… 26
腹側被蓋野 …………………… 12
不眠 …………………………… 26
不眠症 ………………………… 56
不眠障害 ……………………… 56
ふらつき ……………………… 41
フルボキサミン ……………… 32
分布 …………………………… 24

へ
併用療法 …………………… 113
ベンゾジアゼピン受容体作動薬
………………… 26, 36, 60, 67
ベンゾピレン ………………… 32

ま
慢性中毒 ………………… 14, 15

み
未変化体 ……………………… 31

む
むずむず脚症候群（レストレス
レッグス症候群）………… 58

め
メラトニン受容体作動薬 … 60, 67

も
妄想 …………………………… 26
持ち越し効果 ………………… 41
モノアミン仮説 ……………… 80

や
薬物依存 ……………………… 6
薬物代謝酵素 ………………… 24
薬物探索行動 ………………… 8
薬物中毒 ……………………… 14
薬物動態学的相互作用 ……… 24
薬物トランスポーター ……… 24
薬物乱用 ……………………… 4
薬物乱用者 …………………… 18
薬力学的相互作用 …………… 24

ゆ
有害な使用 …………………… 6

ら
乱用 …………………………… 2

り
離脱症状 ………………… 7, 44
臨床用量依存 …………… 14, 42

わ
ワルファリン ………………… 28

■■■ eラーニングのご案内 ■■■

※日本精神神経学会ホームページより会員限定で精神科薬物療法研修会eラーニングが受講できます(有料).本書とあわせて適切な薬物療法の学習にお役立てください.
(アクセス方法:日本精神神経学会HP・トップページ→専門医制度→精神科薬物研修→eラーニングのご案内)

©2015

第2刷 2018年5月28日
第1版発行 2015年6月30日

精神科薬物療法グッドプラクティス (定価はカバーに表示してあります)
―ワンランク上の処方をめざして―

編　集　　日本精神神経学会
　　　　　精神科薬物療法
　　　　　研修特別委員会

発行者　　林　　峰子
発行所　　株式会社 新興医学出版社
〒113-0033　東京都文京区本郷6丁目26番8号
電話 03(3816)2853　FAX 03(3816)2895

検印省略

印刷 三報社印刷株式会社　ISBN 978-4-88002-189-8　郵便振替 00120-8-191625

- 本書の複製権・翻訳権・上映権・譲渡権・公衆送信権(送信可能化権を含む)は株式会社新興医学出版社が保有します.
- 本書を無断で複製する行為,(コピー,スキャン,デジタルデータ化など)は,著作権法上での限られた例外(「私的使用のための複製」など)を除き禁じられています.研究活動,診療を含み業務上使用する目的で上記の行為を行うことは大学,病院,企業などにおける内部的な利用であっても,私的使用には該当せず,違法です.また,私的使用のためであっても,代行業者等の第三者に依頼して上記の行為を行うことは違法となります.
- JCOPY〈出版者著作権管理機構　委託出版物〉
本書の無断複製は著作権法上での例外を除き禁じられています.複製される場合は,そのつど事前に,出版者著作権管理機構(電話 03-3513-6969,FAX03-3513-6979, e-mail:info@jcopy.or.jp)の許諾を得てください.